DAS SCHMERZPROBLEM

VON

Dr. A. GOLDSCHEIDER

GEHEIMER MEDIZINALRAT, O. PROFESSOR UND DIREKTOR
DER III. MEDIZINISCHEN KLINIK DER
UNIVERSITÄT BERLIN

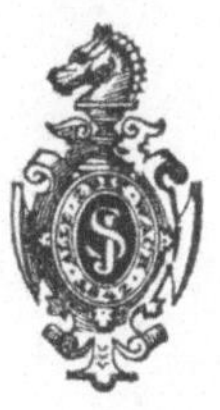

BERLIN

VERLAG VON JULIUS SPRINGER

1920

ISBN 978-3-642-50553-9   ISBN 978-3-642-50863-9 (eBook)
DOI 10.1007/978-3-642-50863-9

Vorwort.

Jeder kennt und fürchtet ihn, den gestrengen Herrn, den Quäler. Der in Wirklichkeit ein Wetterzeichen der Gefahr, ein Pfadfinder und Helfer für den Arzt, ein Förderer für die Erhaltung des Einzelwesens und der Art, freilich aber recht oft auch eine nutzlose Plage ist. Feind und noch mehr Freund der Menschheit wirkt er erzieherisch auf Gesunde und Kranke und weckt als Vater des Mitleids ethische Regungen. Der Schmerz gehört zu den Bedingungen, von welchen die Vervollkommnung des menschlichen Geschlechts abhängig ist. Indolenz ist kulturfeindlich. Man kennt den Schmerz und kennt ihn doch nicht. Sein Wesen zu erkennen ist von höchstem Reiz.

Die Schmerzfrage ist eine sinnesphysiologische und eine psychologische. Der Doppelsinn des Wortes Schmerz meint hier die eigentliche Schmerzempfindung, dort den Gefühlston; nicht selten wird die Bezeichnung für Empfindungen verwendet, welche im Grunde gar nicht schmerzhaft sind; im weitesten Sinne für negative Stimmungen und Gefühle überhaupt. Ja letzteres in dem Maße, daß das Unlustgefühl als das wesentliche Merkmal des Schmerzes hingestellt wird. Ich halte dies für irrtümlich; nicht jede Schmerzempfindung ist unlustig und nicht jede unlustige Empfindung des »Gefühlssinnes« schmerzhaft. Erst auf der sinnesphysiologischen Grundlage kann sich die Psychologie des Schmerzes aufbauen. Jene betrifft die Frage des Wesens der schmerzhaften Empfindung als solcher, des schmerzleitenden Nervenapparates, des schmerzempfindenden Gehirnzentrums, des Reizvorganges und der Reizbedingungen. Der Sinnesphysiologie des Schmerzes dienen die folgenden Ausführungen. Nachdem ich vor 40 Jahren meinen ersten Beitrag durch die Beobachtung der physiologischen Verspätung der Schmerzempfindung gegenüber der Tastempfindung gegeben, glaube ich in Untersuchungen der letzten Jahre die Physiologie des Schmerzes so wesentlich gefördert zu haben, daß eine zusammenfassende Darstellung angebracht erscheint.

Inhaltsverzeichnis.

I. Die Lehre von den Schmerznerven.

An die Spitze des Schmerzproblems ist der Satz zu stellen, daß der Schmerz nicht identisch ist mit einem Unlustgefühl, wie es alle Empfindungen begleiten kann, und daß er daher nicht allen empfindungsvermittelnden Nerven zukommt. Im Bereich der Gesichts-, Gehörs-, Geschmacks-, Geruchs- und Temperatur-empfindungen gibt es keinen Schmerz. Der Blendungsschmerz, die schmerzhafte Empfindung bei schrillen Tönen, der Kälte- und Wärmeschmerz usw. werden durch Miterregung gewisser sensibler, der Schmerzempfindung fähiger Nerven, nicht durch die betreffenden spezifischen Sinnesnerven selbst zugeleitet. Nur der sogen. fünfte Sinn, der Gefühlssinn, welcher die Tastempfin-dungen, die Sensibilität der Haut und der verschiedenen Organe und Gewebe für mechanisch bedingte Erregungen umfaßt — aus welchem der Temperatursinn als ein spezifischer Sinn ausgeschieden worden ist — besitzt die Fähigkeit der Schmerzempfindung.

Die ältere Anschauung geht dahin, daß die „Gefühlsnerven" schmerzhaft erregt werden, wenn die Reizung ein gewisses Maß der Intensität überschreitet, wobei zu beachten ist, daß diese Nerven nicht bloß mechanisch, sondern wie andere Nerven auch elektrisch, chemisch oder thermisch erregt werden können. Der Schmerz wäre hiernach nicht eine allen verschiedenen Modalitäten der Sinnesempfindungen gemeinschaftliche Modifikation der Empfindung, sondern eine besondere Qualität im Bereich des Gefühlssinns, welche durch ein gewisses Maß der Reizung aus-gelöst wird. Neuerdings ist nun von Frédéricq, namentlich aber von v. Frey die Lehre aufgestellt und von letzterem durch sehr eingehende Versuche und Beobachtungen begründet worden, daß es spezifische Nerven seien, welche die Schmerzempfindung vermitteln, und daß nur durch die Erregung dieser Nerven Schmerz entstehen könne. Es gebe somit einen eignen, dem Gesichts-, Gehörs- usw. Sinn gleichwertigen Schmerzsinn mit einem eig-nen peripherischen und zentralen Nervenapparat. Die auf eine scheinbar sehr exakte Versuchstechnik gestützte Lehre von v. Frey hat zahlreiche Anhänger gefunden, so daß sie im Begriff steht, allgemein anerkannt zu werden und auch in die klinische Medizin und Psychologie einzudringen. Die Bereitwilligkeit der Aufnahme dieser Theorie erklärt sich wohl zum Teil auch dadurch, daß sie in einer sehr einfachen Weise das Schmerzproblem zu lösen scheint: man weiß nun endlich, was Schmerz ist. Schmerz ist die Empfindung der Schmerznerven.

v. Frey geht von den sogen. Schmerzpunkten der Haut aus. Ich hatte als solche schon viel früher als v. Frey gewisse Punkte bezeichnet, an welchen ein sehr schwacher spitzer Reiz eine auffällige Schmerzempfindung auslöst, diese Punkte aber nicht als Endigungen besonderer Schmerznerven angesehen. Meine Mitteilungen hierüber finden sich bereits in den Monatsheften f. prakt. Dermatol. 1884, Nr. 9 u. 10 und in „Neue Tatsachen über die Hautsinnesnerven", Arch. f. Anat. u. Physiol. 1885. Physiol. Abteil. Suppl.-Bd.

Ich hatte darauf hingewiesen, daß sich diese Schmerzpunkte vorwiegend in den großen und kleinen Furchen der Haut finden — wo sie später v. Frey neu entdeckt hat — in welchen „gerade das spezifische Druckgefühl fehlt"; auch gesagt, daß man an diesen Punkten auch mittels schwacher faradischer Ströme eine besondere Schmerzempfindlichkeit nachweisen könne. Endlich hatte ich Abbildungen von Schmerzpunkten am Unterarm hinzugefügt.

Obwohl ich durch die Auffindung der Schmerzpunkte, durch den gleichfalls damals von mir erbrachten Nachweis der analgetischen Punkte in der Haut und der Analgesie der Temperaturpunkte allen Anlaß hatte, die Schmerzempfindlichkeit als nicht diffus verbreitet, sondern an disseminierte Punkte gebunden anzusehen, habe ich mich hierzu doch nicht verstanden. Nicht weil ich nicht die Konzeption der spezifischen Schmerznerven gefaßt hätte, sondern aus bestimmten Gründen, welche mir gegen den spezifischen Charakter der Schmerzpunkte zu sprechen schienen. Zunächst hatte ich bemerkt, daß man an den meisten derselben „bei sehr vorsichtiger Reizung ein sehr schwaches mattes Berührungsgefühl, welches schnell in Schmerz übergeht" wahrnimmt — also keine reine Schmerzempfindung. Ferner hatte ich gefunden, daß, wenn man eine Hautstelle reibt oder etwa eine Minute lang stark preßt und nun die vorher bezeichneten Schmerzpunkte wieder prüft, dieselben jetzt nicht mehr die fein-stechende

Schmerzempfindung wie vorher erkennen lassen, sondern eine unterschmerzliche, stichartige, matte Empfindung, wie sie an denjenigen Hautstellen entsteht, welche zwischen den Druck- bzw. Schmerzpunkten gelegen sind.

v. Frey findet bei Anwendung sorgfältig geeichter Reizhaare nur zwei Arten von sensiblen Punkten an der Haut: die bekannten Druckpunkte und die Schmerzpunkte. An letzteren gelinge es bei Anwendung von Schwellenreizen häufig eine reine Schmerzempfindung ohne gleichzeitige Berührungsempfindung zu erzeugen; wo letztere bei überminimalen Reizen auftrete, beruhe sie auf Miterregung von Druckpunkten durch die ausgebreitete Deformation der Haut. Meine soeben angeführten Beobachtungen wären hiernach gleichfalls auf Mitreizung von Druckpunkten zu beziehen, bewiesen also nichts gegen die reine Natur der Schmerzempfindung.

Die Ubiquität der Empfindung an der Haut bezieht v. Frey somit auf fortgeleitete Erregung der Druckpunkte bei überminimalen Reizen. „Neben den höchst unangenehme Empfindungen auslösenden Schmerzpunkten und den schmerzlosen Druckpunkten gibt es aber noch eine gewisse Anzahl von Stellen, wo weder die oben aufgezählten Druckstärken noch der Einstich mit der Nadel irgend bestimmtere Empfindungen wachruft. Man hat nur eine ganz diffuse Berührungsempfindung, welche sich leicht erklärt aus der ziemlich ausgedehnten Deformation der Haut, welche bei den starken Drucken und den Einstichen stattfindet."[1] Um diese Ausbreitung zu verhindern und die Schmerz- und Empfindungslosigkeit zahlreicher Punkte mit Sicherheit nachzuweisen, wendet v. Frey feinste auf dem Schleifstein noch weiter zugespitzte Nähnadeln, sowie Aufquellung der Haut an.[2]

Diese Deutung hat ohne Zweifel etwas sehr bestechendes. Es lassen sich jedoch mehrere Bedenken gegen dieselbe erheben.

II. Ist die Haut außerhalb der Druck- und Schmerzpunkte mechanisch unempfindlich?

Zunächst ist zu bemerken, daß die fortgeleitete Erregung der Druckpunkte zwar von vornherein möglich erscheint, daß aber mit demselben Recht das Vorhandensein von sensiblen Punkten

---

[1] Ber. über d. Verh. d. Sächs. Ges. d. Wiss. Bd. 46. S. 191. 1894.
[2] Die Gefühle. Leipzig 1895. Besold.

mit höherem Schwellenwert zwischen den Druckpunkten angenommen werden kann. Der Nachweis von analgetischen und empfindungslosen Punkten berechtigt nicht zu der Schlußfolgerung, daß alle Punkte außer den Druck- und Schmerzpunkten empfindungslos sind. Man sollte nun meinen, daß sich sehr leicht ein Beweis darüber erheben lassen müßte, ob die „diffuse Berührungsempfindung" auf der indirekten Reizung von Druckpunkten beruhe. Letztere treten ja bei ihrer Reizung mit einer charakteristischen, „oszillierenden (schwirrenden)" und zugleich „körnigen" Druckempfindung in die Erscheinung. Diese fehlt aber bei der Reizung zwischen den Druckpunkten. Nun gibt freilich v. Frey an, daß die leichteste Reizung eines Druckpunktes eine „sehr schwache indifferente sofort verschwindende Empfindung" — die er als Berührungsempfindung bezeichnet — erzeugt. Letztere gehe bei Verstärkung des Reizes ohne scharfe Grenze in die spezifische Druckempfindung über. v. Frey sieht in ihr „nicht etwas von der eigentlichen Druckempfindung wesentlich verschiedenes". Es wäre nun als möglich zuzugeben, daß die durch die fortgeleitete Deformation bedingte indirekte Erregung des Druckpunktes nur eben diese Berührungsempfindung zu erzeugen vermöchte. Aber man sollte doch erwarten, daß dieselbe bei hinreichender Reizverstärkung schließlich in die charakteristische Druckempfindung übergehen müßte! Dies ist aber nicht der Fall.

Daß die sehr abgeschwächte Druckpunktempfindung nicht notwendig jene Merkmale der körnigen, schwirrenden Empfindung zu enthalten braucht, kann ich nach meinen Selbstbeobachtungen bestätigen. Aber immerhin unterscheidet sich auch die schwächste Druckpunktempfindung durch eine gewisse Lebhaftigkeit von der matten Berührungsempfindung wie sie bei punktförmigen Reizen zwischen den Druckpunkten zustande kommt. In demselben Sinne spricht die faradische Reizung mittels einer äußerst feingespitzten, nach der v. Freyschen Angabe abgeschliffenen Nähnadel. Man trifft Druckpunkte mit schwirrender Empfindung, Schmerzpunkte mit kontinuierlicher, fein stechender Empfindung und endlich Punkte, an denen weder die eine noch die andere, sondern eine unterschmerzliche, matt stechende Empfindung auftritt, welche bei Verstärkung des Stroms in Schmerz übergeht. Sollte es sich bei diesen Punkten um indirekte Druckpunkt-

Reizung handeln, so ist nicht zu verstehen, weshalb die Empfindung nicht schwirrend ist.

Eine überminimale, scharf lokalisierte, mechanische Reizung eines Druckpunktes müßte ferner nach v. Frey gleichfalls benachbarte Druckpunkte mittelbar miterregen und somit eine diffuse Empfindung erzeugen, was aber nicht der Fall ist. Dieselbe Überlegung wäre für die Schmerzpunkte gültig.

Auch folgender Versuch spricht gegen v. Frey: Wenn man mittels intrakutaner Injektion einer Novocainlösung eine minimale anästhetische Quaddel erzeugt, so vermag man bei senkrechter Reizung mit der Nadel selbst dann, wenn die Dellenbildung hinreichend weit in die umgebende empfindende Zone hineinreicht, keine Empfindung zu erzeugen. Die Empfindlichkeit der letzteren war dabei, wie die Prüfung mit Reizhaaren ergab, eine vollkommene. Der Versuch erlaubt noch folgende schärfere Präzisierung. Das den kleinen anästhetischen Fleck umgebende Gebiet zeigt selbst bei leichtester Nadelreizung die zweite Empfindungsphase (sekundäre Empfindung, s. unten). Trotzdem bringt die Reizung innerhalb des anästhetischen Kreises selbst bei tiefer Deformation eine solche nicht zustande. Ferner: Legt man ein etwas umfangreicheres anästhetisches Gebiet an, so läßt sich dasselbe sondern in einen anästhetischen Kern, eine diesen umgebende Zone, in welcher nur eine Hypästhesie und eine weitere, in welcher nur eine Aufhebung der Kitzelempfindlichkeit besteht. Auch ein hyperästhetischer Ring ist vorhanden, worüber später. Wenn man nun mit einem Nadelkopf innerhalb der Kitzel-unempfindlichen Zone die Haut eindrückt, so daß die Delle in das Kitzelempfindliche Gebiet reicht, so kommt trotzdem kein Kitzel zustande. Gerade der Kitzel entspricht aber der leichtesten Hautreizung und ist an die oberflächlichste Nervenschicht der Haut geknüpft, derselben, welche bei etwas stärkerer Reizung Schmerz entstehen läßt. Er erfordert zu seinem Auftreten eine hohe Erregbarkeit der sensiblen Nerven.[1]

Endlich beweist das zahlreiche Vorkommen analgetischer Punkte

---

[1] Vgl. meine Arbeit: Weitere Mitteilungen zur Physiol. der Sinnesnerven der Haut. Arch. f. d. ges. Physiol. Bd. 168. v. Frey meint, daß es sich beim Kitzel und Jucken um Gefäßreflexe handle, bei denen vielleicht sensible Gefäßnerven eine Rolle spielen (Beitr. z. Physiol. des Schmerzsinns 2./7. 94). Ich komme später auf diese Frage zurück.

der Haut, welche v. Frey selbst anerkennt und nachweist, die Richtigkeit meiner Anschauung. Wie wäre dies möglich, wenn durch die Deformation der Haut mittelbar Schmerzpunkte erregt würden?

Wahrscheinlich nimmt bei punktförmigem Eindruck in die Haut der Druck nach der Umgebung hin so schnell ab, daß er unter den für die Erregung der nicht unmittelbar getroffenen Nervenenden erforderlichen Reizwert sinkt. Die Reizung hängt zudem vornehmlich von der Verschiebung der Nervenenden bzw. ihrer Endorgane gegen die nächste Umgebung ab. Dies gilt ganz besonders für die Schmerzpunkte. Aber auch die Druckpunkte lassen bei breitem Druck nicht die charakteristische körnige und schwirrende Empfindung erkennen, welche ihnen bei isolierter punktförmiger Reizung eigen ist.

Gerade für die Schmerzpunkte ist diese Bedingung des Reizes besonders augenfällig. Die mit schmerzempfindlichen Nerven erfüllte oberflächliche Hautschicht (s. unten) reagiert auf stumpfen Druck, Streichen, leichtes Falten der Haut in keiner Weise schmerzhaft; nur die ganz umschriebene, das Nervenende gegen seine nächste Umgebung verschiebende Deformation erzeugt Schmerz. Es ist deshalb sehr unwahrscheinlich, daß die Deformation bei ihrer Ausbreitung Schmerzpunkte mittelbar erregt. Einen solchen Vorgang müßte man aber nach der v. Freyschen Lehre voraussetzen, wenn auch dieser Fall von ihm nicht besonders hervorgehoben wird. Ein spitzer überminimaler Reiz außerhalb der Schmerzpunkte, welcher doch tatsächlich schmerzhaft werden kann, vermöchte dies nur dadurch, daß er durch Ausbreitung der Deformation Schmerzpunkte oder in der Tiefe Schmerznervenfasern trifft. Letzteres ist so unwahrscheinlich wie ersteres.

Übrigens spricht gegen das Fehlen jeder Sensibilität in den Druck- und schmerzpunktfreien Räumen schon die außerordentliche Verbreitung der frei endigenden Epithelialnerven der Haut, welche v. Frey für die Schmerzfasern in Anspruch nimmt.

III. Latenz der Schmerzempfindung und Summation.

Für die spezifische Natur der Schmerzpunkte führt v. Frey gewisse Besonderheiten der Reizbarkeit und des Empfindungsinhaltes an. Ihre Reizschwelle ist im allgemeinen erheblich höher

als die der Druckpunkte (unter Umständen freilich auch tiefer[1]),
sie reagieren auf diskontinuierliche Reize mit einer kontinuierlichen anschwellenden Empfindung, während die Druckpunkte
selbst bei großer Reizfrequenz noch eine diskontinuierliche schwirrende Empfindung entstehen lassen, und zwar sowohl bei elektrischer wie bei mechanischer Reizung. Die Druckempfindung
verschwinde mit dem Aufhören des Reizes sofort, die Schmerzempfindung erst allmählich. Den Schmerzpunkten komme endlich
eine größere Latenz der Empfindung zu als den Druckpunkten,
welche v. Frey auf eine „geringere Beweglichkeit der Schmerznerven in ihren physiologischen Äußerungen" zurückführt.[2]
Außerdem ist er geneigt, dem Reiz-auslösenden Vorgang eine
Bedeutung für die Latenz beizumessen.

Die Frage der Latenz ist nun von grundlegender Bedeutung
für die Theorie des Schmerzes und sie betrifft einen der grundsätz-
lichen Differenzpunkte zwischen v. Frey und mir.

Schon in meiner Doktor-Dissertation 1881 habe ich als eine
regelmäßige physiologische Erscheinung beschrieben, daß bei einer
spitzen Berührung der Haut zunächst ein Tasteindruck wahrgenommen wird, welchem erst weiterhin eine Schmerzempfindung
folgt. Später habe ich mit Gad dies Phänomen weiter verfolgt
und auf Summation zurückgeführt.[3] Wir zeigten, daß eine Reihe
von unterschmerzlichen Öffnungsschlägen, auf die Haut appliziert,
nach einem empfindungslosen Intervall eine unter Umständen
schmerzhafte Empfindung auftreten läßt und daß ein taktiler mechanischer Reiz einer elektrischen Reizreihe zu vergleichen sei.
Diese für die Schmerznerventheorie sehr unbequemen Beobachtungen erklärt nun v. Frey so, daß der mechanische und ebenso
der oszillierende elektrische Reiz in unseren Versuchen gleichzeitig mit Druckpunkten einen Schmerzpunkt getroffen haben. Da
die Empfindung an den Schmerzpunkten bei diskontinuierlicher
Reizung kontinuierlich anschwelle, bei schwachen Reizen überhaupt erst nach einer gewissen Latenzzeit merklich werde,[4]

---

[1] Für sehr kleinflächige Reize kann die Schmerzschwelle tiefer liegen
als die Druckschwelle.

[2] Untersuchungen über die Sinnesfunktionen der menschlichen Haut.
Leipzig, Hirzel. S. 261.

[3] Über die Summation von Hautreizen. Ztschr. f. klin. Med. Bd. XX

[4] Beitr. z. Physiol. d. Schmerzsinns. 2. Mitteil. S. 294.

erkläre sich unser Phänomen der „sekundären" Empfindung ohne Summation. Die Auffassung von v. Frey ist nun schon aus dem einfachen Grunde unrichtig, daß unsere Summations-Empfindung gar nicht schmerzhaft zu sein braucht. Vielmehr handelt es sich um folgendes. Eine nach Zahl und zeitlichem Abstand der Einzelreize variierende Reihe von Öffnungsschlägen wird mittels zweier 1 mm voneinander entfernter Drähte der Hautoberfläche zugeführt; eine gewisse Zeit (meist etwa $^9/_{10}$ Sekunde) nach der Beendigung der Reizreihe taucht nun eine wie von innen kommende Empfindung an der Applikationsstelle auf — welche wir damals als „sekundäre" Empfindung bezeichnet hatten. Die Intensität und Qualität derselben variiert und zeigt eine gewisse Abhängigkeit von den Reizverhältnissen. Bei optimalen Bedingungen (mittlere Reizstärke, kleinste Reizintervalle) stellte sich die Empfindung als ein schnell auftauchendes und kurz dauerndes, fein-stechendes Gefühl von nicht schmerzhaftem Charakter dar. Bei stärkerem Reiz und entsprechend stärkerer primärer Empfindung kann die „sekundäre" Empfindung schmerzhaft (schneidend) werden. Bei weiterer Steigerung des Reizes kann sich das Verhältnis so gestalten, daß die „sekundäre" Empfindung schwächer erscheint als die diskontinuierliche primäre, welche dabei unter Umständen schmerzhaft ist.

Daß die schmerzhafte und die nichtschmerzhafte „sekundäre" Empfindung auf dieselbe Weise zustande kommen, kann hiernach wohl kaum in Zweifel gezogen werden. Selbst wenn man beide auf zwei verschiedene Nervenapparate beziehen wollte, so bliebe es fraglich, welchem Nervenapparat nun eigentlich die unterschmerzliche sekundäre Empfindung angehöre. Daß sie nicht eine Äußerung der Erregung von Druckpunkten sein kann, geht aus dem Charakter der Empfindung hervor, welche die für den Druckpunkt eigentümlichen Eigenschaften (schwirrend, körnig) ganz vermissen läßt. Was bleibt also übrig? Wie kann man, wenn man nicht einer Theorie zuliebe die Tatsachen auf den Kopf stellt, diese Erscheinungen anders deuten als so, daß ein Nervenapparat existiert, welcher sowohl unterschmerzlicher wie schmerzlicher Empfindungen fähig ist?

Bekanntlich ist die Entstehung von Schmerz durch Summation unterschmerzlicher Reize klinisch von Naunyn (bei Tabes usw.) festgestellt worden. Diese interessante Beobachtung erklärt sich wahrscheinlich in meinem Sinne, enthält aber an sich keinen Beweis gegen die Schmerznerventheorie.

Die durch elektrische Reizreihen entstehende zweite Empfindung ist analog der durch einen taktilen Reiz zu erzeugenden. In unserer Arbeit hatten wir die Beziehungen beider Phänomene zueinander untersucht, mit dem Ergebnis, daß der Druckreiz einer Reizreihe entspricht. „Die Vergleichbarkeit des mechanischen Reizes mit der Reizreihe ging so weit, daß auch die Beziehungen des Auslösungswertes zum Zeitpunkt der sekundären Empfindung und zur Art und Dauer der Reizwirkung sich als ähnliche herausstellten.‟

Thunberg[1]) bestätigt die Tatsache der bei momentaner Hautreizung auftretenden Doppelempfindung auch für thermische Reize. Bemerkenswerterweise findet er als Intervall für die beiden Empfindungen gleichfalls $9/_{10}$ Sek. Die primäre Stichempfindung ist fast immer mit einer Berührungsempfindung verbunden. Sie ist an die empfindlichsten Punkte (v. Freys Schmerzpunkte) gebunden.

Thunberg konnte auch mit einem einzigen Induktionsschlage zwei Schmerzempfindungen erzeugen — im Gegensatz zu Gad und mir.

Er erklärt die Erscheinung nun nicht durch Summation, sondern so, daß die erste Empfindung auf einer direkten Wirkung auf das Nervenende oder den Nerven, die zweite auf einer chemischen Umsetzung im Nervenende beruht.

Gegen unsere Deutung als Summations-Vorgang wendet er ein: 1. daß die Erscheinung an bestimmte Punkte gebunden sei; 2. daß bei gewissen Reizarten die erste, bei anderen die zweite Empfindung deutlicher ist.

Beide Einwände sind bedeutungslos. Der zweite bedarf kaum einer Widerlegung, da sich dieser Unterschied durch Summation sehr wohl erklären läßt. Bezüglich des ersten Einwandes weise ich darauf hin, daß die zweite Phase eine allgemeine, allen Hautpunkten zukommende Erscheinung ist (s. unten). Im übrigen berührt Thunbergs abweichende Erklärung der Erscheinung das Problem der spezifischen Schmerznerven nicht. Er selbst spricht sich dagegen aus, daß die beiden Empfindungen durch

---

[1]) Skandinav. Archiv Bd. 12.

zwei verschiedene Nervenapparate zustande kommen. „Da bei feiner punktförmiger Reizung die beiden Sensationen an demselben Punkt häufig auftreten, ist es wahrscheinlicher, daß dieselbe nervöse Bildung sie vermittelt." Merkwürdigerweise rechnet er aber die nicht schmerzhafte Stichempfindung zu den Schmerzempfindungen (s. unten).

Alrutz[1]) findet die zweite Empfindung stets juckend und irradiierend. Seine Ausführungen bringen übrigens bezüglich des Zustandekommens der Erscheinung nichts entscheidendes. Jedoch wendet er sich wie Thunberg gegen die v. Freysche Auffassung.

Wie erwähnt, ist das Ergebnis unseres Versuchs nicht selten so, daß bei stärkerer Reizung eine primäre Schmerzempfindung zustande kommt, welche nach einem empfindungslosen Intervall von einer zweiten gleichfalls schmerzhaften, unter Umständen die erste übertreffenden Empfindung gefolgt ist. Sind hier zwei Schmerznerven von verschiedener Latenz getroffen worden? Hat der Reiz gleichzeitig als überschwelliger eine Schmerzempfindung ohne Latenz und als Schwellenreiz eine solche mit Latenz ausgelöst?

Ich habe nun durch neuere Untersuchungen die in Rede stehenden Erscheinungen auf eine breitere Grundlage stellen und sowohl ihre Allgemeingültigkeit für alle sensiblen Hautpunkte wie ihren Zusammenhang nachweisen können.[2]) Meiner bezüglichen Arbeit entnehme ich die folgenden Sätze, welche die Beschreibung meiner Beobachtungen enthalten.

„Wenn man eine an einem Nadelhalter fixierte feine Nadel oder gespitzte Borste vorsichtig senkrecht gegen die Hautoberfläche führt, bis Berührung eintritt, so nimmt man je nach dem berührten Punkt entweder eine matte Berührungsempfindung oder eine viel deutlichere, „körnige", vibrierende („schwirrende" v. Frey) Druckempfindung (Druckpunkte) oder eine feine, stechende Schmerzempfindung (Schmerzpunkte) wahr. Endlich kommt es vor, daß bei sehr leiser Berührung nachgiebiger Hautstellen überhaupt keine Empfindung erfolgt, diese vielmehr erst bei einer gewissen, immerhin noch leichten Drucksteigerung als

---

[1]) Skandinav. Archiv Bd. 7.
[2]) Weitere Mitteilungen zur Physiologie der Sinnesnerven der Haut Arch. f. d. ges. Physiol. Bd. 168. 1917.

dumpfe Berührungsempfindung eintritt. Man bemerkt nun sehr gewöhnlich, daß die durch die Berührung erzeugte Empfindung sehr schnell, noch während jene andauert, eine Zunahme erfährt oder ihren Charakter verändert. An die matte Berührungsempfindung schließt sich ein feines Stechen oder Drücken an, die körnige Empfindung wächst sich zu einer härteren, oft scharfen aus, das feine Stechen wird durchdringender, oft kräftiger. Sehr viel deutlicher tritt dies hervor, wenn man eine ganz kurz dauernde Berührung bzw. einen sehr leichten, kurzen Stoß gegen die Haut ausführt. Was vorher als Umwandlung der Empfindung erschien, tritt uns jetzt als eine neue, von der ersten meist durch ein empfindungsloses Intervall gesonderte Empfindung entgegen; wenn dieses fehlt, so hebt sich doch die zweite Empfindung deutlich von der ersten verklingenden ab. Sie ist von verschiedener Qualität: schmerzhaft stechend, drückend, prickelnd, spannend, hauchartig, von Kitzel begleitet, scharf, quetschend, schneidend usw. Es ist dieser „zweiten Phase" der Empfindung eigen, daß sie im Vergleich zur ersten von größerer Intensität, längerer Dauer, oft langsam verklingend und weniger scharf lokalisiert, mehr ausgebreitet oder von innen her kommend erscheint. Eigenartige Ergebnisse zeitigt die punktförmige taktile Reizung, wenn man die Nadel oder gespitzte Borste nicht senkrecht, sondern möglichst flach, einen äußerst spitzen Winkel mit der Hautoberfläche bildend, gegen diese führt, gleichsam als wolle man nur die Epidermis streifen. Man muß dabei das Abgleiten der Spitze vermeiden. Zweckmäßig ist es, die zahllosen feinen Furchen der Haut als Ausgangspunkt zu benutzen und quer gegen dieselben die Haut zu treffen. Auch kann man die Hautoberfläche mittels eines dünnen Firnisüberzuges leicht klebrig machen. Zunächst fällt bei diesem Vorgehen auf, daß viel häufiger als bei senkrechter Nadelführung eine feine, stechende Schmerzempfindung auftritt. Während man bei senkrechter Führung auf sogenannte Schmerzpunkte nicht allzu häufig stößt, hat man bei flacher Reizung den Eindruck, als ob die oberflächliche Schicht der Haut ausschließlich mit „Schmerznerven" versehen sei. Ferner macht man bei dieser Art der Reizung die Beobachtung, daß der feine, stechende Schmerz häufig erst als zweite Empfindung auftritt. Dies wird man um so deutlicher wahrnehmen, je mehr man sich bemüht, die Berührung vorsichtig und sanft auszuführen. Auch bemerkt man mit zunehmender Übung immer sicherer, daß primär eine sehr schwache Berührungsempfindung auftritt. Nach meinen Wahrnehmungen ist dies nahezu regelmäßig der Fall."

„Dort wo der feine stechende Schmerz vermißt wird, verspürt man, nachdem eine primäre Berührungsempfindung vorangegangen ist oder auch gefehlt hat, als zweite Phase der Empfindung eine schmerzlose, hauchartige, spannende, drückende oder prickelnde, je nachdem breitere oder spitzere Empfindung. Sowohl die schmerzliche wie die unterschmerzliche zweite Phase wird im Verhältnis zur primären Berührungsempfindung mehr als von innen her auftauchend oder nach innen durchzuckend, aber doch nahe der Oberfläche, nicht der Tiefe angehörend, und zugleich über den Reizpunkt verbreitet, wahrgenommen. Es kommen allerlei Übergänge und Abstufungen des Schmerzes vor, vom schwächsten Angedeutetsein bis zur scharfen Ausprägung als stechend-schneidender, ausstrahlender Schmerz. Was die Qualität des Schmerzes betrifft, so findet er sich als feines Stechen, welches aber nicht auf einen Punkt beschränkt ist, sondern lang ausstrahlt, oder als eine breitere schneidende, stechende, durchzuckende Empfindung. Auch hier fehlt es nicht an Übergängen und Abstufungen: haarscharfes feines Stechen bis zum neuralgiformen durchzuckenden Schmerz; leiseste hauchartige, breite, wehe Empfindung bis zum breiten, schneidenden Wundgefühl. Mit der Intensität wächst die Verbreitung.

Wenn es auch Punkte gibt, an welchen selbst die schwächste Reizung stets einen zweitphasischen Schmerz erzeugt, so zeigt sich doch im übrigen, daß derselbe von der Stärke der Reizung abhängt. Man kann durch Anwendung feinerer Borsten (Reizhaare) und sorgfältige Abstufung der Berührung nachweisen, daß die zweitphasische unterschmerzliche Empfindung auch an Punkten erzielt werden kann, welche sonst schmerzhaft reagierten, und daß andererseits an Punkten, welche bei der gewöhnlich angewendeten Reizung unterschmerzlich sind, durch leichte Steigerung der Reizung doch eine Schmerzreaktion herbeigeführt werden kann.

Bei weiterer Verstärkung des Reizes kann dann auch die erste Empfindung schmerzhaft werden, so zwar, daß die zweite ihr an Intensität noch überlegen ist. Bei noch weiterer Steigerung des Reizes wird eine Umkehrung des bisherigen Verhältnisses erzielt:

Die unmittelbare (erste) Empfindung fällt jetzt schmerzhafter aus als die zweite (mittelbare), und schließlich kann letztere so zurücktreten, daß sie unterschmerzlich wird, so daß der primäre Schmerz von einem Prickeln oder einer drückenden oder spannenden Empfindung gefolgt wird."

„Das besondere Interesse, welches der flachen Reizung zukommt, besteht in folgendem: wir erkennen durch dieselbe, daß eine sehr oberflächlich gelegene, schmerzempfindliche Nervenschicht existiert — daß dieser eine besondere Qualität der Schmerzempfindung, nämlich der feine „Flachschmerz" zukommt —, endlich daß der Schmerz im allgemeinen als zweite Phase einer primären Berührungsempfindung auftritt."

Aus diesen Beobachtungen geht hervor, daß das früher von Gad und mir als „sekundäre" Empfindung bezeichnete Phänomen eine regelmäßige, allen sensiblen Hautpunkten zukommende Erscheinung — nicht wie Thunberg irrtümlich annimmt nur bestimmten Punkten eigen ist — und daß die Schmerzempfindung fast durchweg, auch an den Schmerzpunkten, erst in der zweiten Phase der Empfindung auftritt. Ferner, daß es von verschiedenen Umständen abhängt, ob die zweite Phase der taktilen Empfindung schmerzhaft oder nicht schmerzhaft ausfällt. Endlich, daß der zweitphasischen Schmerzempfindung, auch an den Schmerzpunkten eine unterschmerzliche Berührungsempfindung vorhergeht. Auf letzteres Faktum wird später zurückzukommen sein.

Daß die zweite — mit unserer früher so bezeichneten sekundären Empfindung identische — Phase nun wirklich zentral bzw. spinal zustande kommt, geht daraus hervor, daß sie stets mit einer Irradiation verbunden ist. Dieselbe bevorzugt die proximale Richtung. Sie zeigt im kleinen ganz und gar die Eigenschaften, welche ich von den Irradiationsbezirken schmerzhafter Dauerreize nachgewiesen habe, nämlich daß sie sich in der Ausdehnung des zugehörigen spinalen Sensibilitätsbezirks ausbreiten.[1]) Dies deutet darauf, daß die zweite Empfindungsphase im Gebiete spinaler Nervenzellen (Spinalganglion oder, was wahrscheinlicher ist, Hinterhorn) zustande kommt. Durch diese Feststellung wird somit bestätigt, was wir von der sekundären Empfindung

---

[1]) Über Irradiation und Hyperästhesie im Bereich der Hautsensibilität. Arch. f. d. ges. Physiol. Bd. 165. 1916. Über die spinalen Sensibilitätsbezirke der Haut. Berlin 1917. A. Hirschwald.

vermuteten, nämlich daß sie einem Vorgang in spinalen Zellen ihre **Entstehung** verdankt.

In meiner zitierten Arbeit habe ich weiter mitgeteilt, daß man bei aufmerksamer Beobachtung häufig noch eine neue Anschwellung der Empfindung als **dritte Phase** wahrnimmt; sie stellt sich als eine schwächere Wiederholung der zweiten Phase dar, strahlt gleichfalls aus und erweckt nicht selten den Eindruck einer der zweiten Phase nachlaufenden Welle, welche meist nicht die gleiche Ausbreitung wie jene gewinnt, ausnahmsweise aber auch weiter ausstrahlen kann. „Die Intensität des dritten Empfindungsgipfels ist stets geringer als des zweiten und erreicht selten die Schmerzschwelle. Wenn bei flacher Nadelführung die zweite Phase schmerzhaft war, so tritt die dritte als hauchartige oder als leicht drückende Empfindung auf; ist sie schmerzhaft, so bleibt sie doch unter der Schmerzhöhe der zweiten Phase. Nur im Gesicht kommt es vor, daß sich die dritte Phase zu einer stechenden Empfindung steigert." An die dritte Phase schließt sich die **Nachempfindung** an.

Nebenbei sei bemerkt, daß auch die Temperaturempfindung die mit Irradiation verbundenen Phasen erkennen läßt.

Was die Erklärung der Empfindungsphasen betrifft, so habe ich l. c. darüber folgendes gesagt: „Es ist sehr wahrscheinlich, daß der taktile Reiz bei dem Vorgang der Umsetzung in eine Nervenerregung peripherische Veränderungen bedingt, welche nicht sofort, sondern erst nach einer gewissen, im Einzelfall wechselnden Zeit zum Ausgleich gelangen." „Der taktile Reiz ruft somit nicht eine einmalige, sondern eine Dauererregung bzw. eine folgeweise Erregungsreihe hervor, welche auf die zentralen, zunächst spinalen Nervenzellen tetanisierend wirken muß. Diese — denen die Fähigkeit Erregungen aufzuspeichern zugeschrieben werden muß — geraten durch Summation der Erregungsstöße in den Zustand der Übererregbarkeit, welcher zu Entladungen in zentripetaler Richtung und gleichzeitiger Irradiation, gleichfalls in vorwiegend zentripetaler Richtung führt." usw. Ähnliches muß für den Temperaturreiz gelten.

Der Auffassung von v. **Frey,** daß die schmerzhafte sekundäre Empfindung auf einer den **spezifischen Schmerznerven** eigenen größeren **Empfindungs-Latenz** beruhe, kann hiernach nicht zugestimmt werden. Die in der Tat vorhandene

Latenzzeit der Schmerzempfindung ist identisch mit der Latenzzeit der zweiten Phase der taktilen Empfindung, ganz gleichgültig ob dieselbe schmerzhaft oder nicht schmerzhaft ausfällt. Da diese zweite Phase, wie die gleichzeitige spinale Irradiation beweist, in zentralen grauen Massen zustande kommt, so muß auch die Entstehung der Schmerzempfindung hier gesucht werden.

Da ferner die zweite Phase allen taktilen und auch den Temperaturempfindungen zukommt, so kann nicht von einer ausschließlich den spezifischen Schmerznerven zukommenden größeren Latenz die Rede sein. Es zeigen vielmehr, wie ich gezeigt habe, die taktilen und Temperaturempfindungen eine gesetzmäßig verlaufende rhythmische mehrfache An- und Abschwellung, welche als zweite, dritte (ausnahmsweise auch vierte) Phase erkennbar ist und in die allmählich verklingende kontinuierliche Nachempfindung übergeht. Die Latenz der Schmerzempfindung ist nichts anderes als ein Produkt dieses Rhythmus, welcher in den peripherischen Endigungen ausgelöst wird, aber in besonderen Eigenschaften zentraler (spinaler) Zellen begründet ist. Daß es sich dabei um Summations- und Entladungsvorgänge handelt, ist mindestens sehr wahrscheinlich.

Die zweite Empfindungsphase wird durch Bedingungen, welche die Erregbarkeit der Endorgane (bzw. Nervenendigungen) oder die Leitungsfähigkeit der Nervenfaser beeinträchtigen, verändert, gestört oder aufgehoben. Auch aus der Pathologie ist bekannt, daß bei Neuritis ähnlich wie bei Tabes das Symptom der verspäteten Schmerzleitung vorkommt, d. h. es erscheint hier infolge peripherischer Bedingungen das Intervall verlängert, bei gleichzeitiger Hyperalgesie. Daß Pressung und Reiben der Haut die zweitphasische Schmerzempfindung vorübergehend aufhebt, wurde schon erwähnt. Ebenso Abkühlung. Viel auffälligere Ergebnisse erhält man mittels Anästhesierung der Haut. Wenn man durch intrakutane Novocain-Injektion eine anästhetische Quaddel erzeugt, so lassen sich folgende Sensibilitätsverhältnisse feststellen. Um den anästhetischen Bezirk herum findet sich eine hypästhetische Zone, in deren Bereich die Sensibilität je nach der Entfernung von dem anästhetischen Kerngebiet in verschiedenem Grade herabgesetzt ist. Man kann mit Bezug auf die zweite Empfindungsphase drei Abstufungen unterscheiden. In dem an den anästhetischen Kern angrenzenden Teil des hypästhetischen Ge-

bietes erfolgt bei Nadelreiz eine sehr abgeschwächte matt stechende
Empfindung ohne zweite Phase; weiter nach außen zeigt sich bei
fehlender zweiter Phase eine minimale schwache Nachempfindung;
noch weiter nach außen tritt dann eine freilich noch wenig deutliche zweite Phase auf. Um die ringförmige hypästhetische Zone
legt sich konzentrisch ein hyperästhetisches Gebiet — eine
wie es scheint regelmäßige Erscheinung, welche bisher so gut wie
keine Beachtung gefunden hat. Berührungen werden in demselben
lebhafter als normal empfunden und hinterlassen eine auffällige
Nachempfindung. Stichreize erzeugen eine abnorm schmerzhafte
zweite Phase.

Ähnlich, nur nicht in ganz so präziser Ausbildung liegen die
Verhältnisse nach subkutaner Injektion.

Es ist wohl vorauszusetzen, daß die oszillierenden Vorgänge
in den Nervenendigungen, welche ich annehmen zu müssen glaube,
durch den anästhesierenden Stoff beeinträchtigt werden. Vielleicht ist aber auch die Herabsetzung der Leitungsfähigkeit der
Nervenfaser für sich imstande, die Oszillationen so abzuschwächen,
daß es nicht mehr zur zentralen Aufspeicherung und Entladung
kommt.

In diesem Zusammenhange ist es von Interesse, daß auch unter
normalen Verhältnissen die Abschwächung der Empfindung zum
Verlust der zweiten Phase führt. Ein minimaler taktiler Reiz
erzeugt keine deutliche zweite Phase mehr; wohl aber kann er
eine sogar lange anhaltende Nachempfindung hinterlassen. Der
Unterschied in den Entstehungsbedingungen der Nachempfindung
und der zweiten bzw. dritten Phase ist wahrscheinlich folgender:
die Nachempfindung beruht auf der andauernden Erregung,
welche entweder durch Oszillationen des peripherischen Endorgans
oder durch einen nachdauernden Erregungsrückstand der zentralen
Nervenzelle bedingt ist. Die Phasen aber werden durch Entladungen der zentralen (spinalen) Nervenzelle auf Grund von auf-
gespeicherter Energie erzeugt. Hierzu sind offenbar stärkere
Reizstöße erforderlich wie schon daraus hervorgeht, daß zuerst
die Phasen auftreten und diese dann zur Nachempfindung abklingen.

Die Bedeutung der Nervenendigungen für das Zustandekommen
der Phasen wird durch folgenden Beobachtunge wahrscheinlich:
wenn ich eine sehr feine Nadel unter die Haut führe und die

Spitze derselben von innen her gegen die Kutis richte, so kann ich einen sofortigen, quetschenden, oft nachdauernden Schmerz, aber keine Empfindungsphasen, weder empfindungslose Intervalle noch überhaupt rhythmische Anschwellungen der Empfindung erzeugen.

IV. An den Schmerzpunkten ist eine unterschmerzliche Empfindung vorhanden.

Aus meinen Versuchen geht hervor, daß ich auch die Behauptung v. Freys, daß an den Schmerzpunkten Schmerz ohne Druckempfindung zustande komme, nicht bestätigen kann. Wie oben mitgeteilt, tritt der Schmerz an den Schmerzpunkten fast regelmäßig als zweite Phase auf, wobei die erste Phase sich als eine sehr schwache Berührungsempfindung darstellt. Ich habe in der zitierten Arbeit die Bedingungen, unter welchen die primäre Berührungsempfindung wahrzunehmen ist, näher angegeben. Am zweckmäßigsten ist die Reizung mittels einer nahezu parallel zur Hautoberfläche geführten Nadel oder Borste.

Auch an Hautpunkten, welche scheinbar schon auf sehr schwache Reize mit primärem Schmerz reagieren, konnte ich durch weitere Abschwächung derselben bis zu einem Werte, welcher dem Schwellenwert der feinsten Berührungsempfindung entspricht, eine primäre Berührungs- und zweitphasische Schmerzempfindung erzielen. Es beweist dies nebenbei, daß die sog. Schmerzpunkte untereinander bezüglich ihrer Schmerzempfindlichkeit und des zur Auslösung der Schmerzempfindung erforderlichen Reizschwellenwertes außerordentlich differieren. Je empfindlicher dieselben sind, um so schwieriger ist es, das taktile Empfindungselement an ihnen wahrzunehmen. Es kommen auch vereinzelte Punkte vor, an welchen selbst bei schwächster Reizung eine primäre Berührungsempfindung nicht, sondern nur Schmerzempfindung nachweisbar ist. Aber letztere tritt dann erst mit einer Latenzzeit auf, welche der zweiten Empfindungsphase entspricht. Dies würde somit auf die v. Freysche Auffassung passen. Da es sich aber um ein von der Regel abweichendes seltenes Vorkommnis handelt, so erscheint die Erklärung einleuchtender, daß an diesen Punkten die erste Phase der Empfindung untermerklich ist.

Daß bei senkrechter Nadelführung der feine Schmerz seltener gefunden und die ihm vorangehende Berührungsempfindung oft vermißt wird, liegt daran, daß die Haut ausweicht, indem sie sich trichterförmig einsenkt, während gegen die der Hautoberfläche nahezu parallel gerichtete Deformation der Widerstand und die elastische Gegenwirkung des Gewebes viel bedeutender ist.

Durch künstliche Spannung der Haut kann demgemäß die Prägnanz der Erscheinung noch verstärkt werden. Dies gilt auch für die senkrechte Nadelführung. Sobald man etwa durch Veränderung der Gelenkstellungen die Haut in einen größeren Spannungszustand versetzt, wird der feine stechende Schmerz als zweite Empfindung häufiger und das Fehlen einer primären Berührungsempfindung viel seltener konstatiert. Auch dort, wo vorher nur eine matte, dumpfe Berührungsempfindung zustande kam, wird dieselbe bei gleichartiger Reizung jetzt deutlicher, punktförmig umschrieben, spitz und zuweilen geradezu scharf[1]).

Die Deformation der Hautoberfläche, welche hinreicht, um eine merkliche Empfindung zu erzeugen, ist bei flacher Nadelführung, wie ich mich mittels der Lupe überzeugte, äußerst gering und viel unbedeutender als bei senkrechter Nadelführung.

Die Druckzunahme wird bei flacher Nadelführung steiler verlaufen, sich aber weniger weit fortpflanzen als bei senkrechter; mit anderen Worten: die Reizung wirkt mehr auf eine eng umschriebene Verschiebung des getroffenen Punktes der oberflächlichen Hautschicht hin. Wenn hierbei trotzdem fast regelmäßig eine primäre Berührungsempfindung zustande kommt, so wäre es jedenfalls sehr gekünstelt, für dieselbe eine Fernwirkung auf einen Druckpunkt verantwortlich zu machen.

Ich habe meine Versuche mittels einer genau nach den v. Frey-schen Angaben zugespitzten Nähnadel (vgl. v. Frey: Die Gefühle S. 8) kontrolliert, ohne an meinen Befunden eine Änderung verzeichnen zu können. Selbst bei senkrechtem Einstechen derselben finde ich meist die der Schmerzempfindung vorhergehende Berührungsempfindung, welche deutlicher hervortritt, wenn die Nadel sehr langsam eingedrückt wird. Auch habe ich die Haut (nach v. Frey) mittels Seifen- bzw. verdünnter Kalilauge zur Quellung

---

[1]) Die Schwellenwerte sind dabei für gespannte Haut höher, wie v. Frey nachgewiesen hat.

gebracht und kann bestätigen, daß die Deformation bei Anwendung der feinsten Nadelspitze hiernach geringer ist als an der unbehandelten Haut. Jedoch finde ich die Sensibilität durch diese Behandlung herabgesetzt. Die Kitzelempfindlichkeit ist ganz aufgehoben, die Berührungs- wie die feine Schmerzempfindung herabgesetzt. Meines Erachtens ist es hierauf zu beziehen, daß sich die primäre Berührungsempfindung an den Schmerzpunkten hierbei tatsächlich schwieriger nachweisen läßt.

Gegen die Schmerznerventheorie spricht der von mir erhobene Befund, daß bei zweckmäßiger Art der Reizung die oberflächliche Schicht der Haut fast durchweg schmerzhaft ist. Man hat „bei flacher Reizung den Eindruck, als ob die oberflächliche Schicht der Haut ausschließlich mit ‚Schmerznerven‘ versehen sei.“ Dabei konnte ich, wie gesagt, feststellen, daß die Deformation der Hautoberfläche, welche hinreicht, um eine merkliche Empfindung zu erzeugen, bei flacher Nadelführung viel unbedeutender ist, als bei senkrechter. Die flache Nadelführung eignet sich ganz besonders zur isolierten punktförmigen mechanischen Reizung, denn infolge des hohen Gewebswiderstandes muß die Druckzunahme bei derselben einen sehr steilen Verlauf zeigen und die Druckwirkung in der Entfernung von der Applikationsstelle sehr schnell abklingen. Selbstverständlich muß die durch den punktförmigen Druck bedingte Verdichtung, Verdrängung und Zerrung des Gewebes eine gewisse über den Reizort hinausgehende Verbreitung haben, und es kann daher nicht behauptet werden, daß an jedem schmerzempfindenden Punkte eine Schmerzfaser vorhanden sein müsse, aber das Druckmaximum muß nach der Umgebung hin so steil abfallen, daß angesichts der Tiefe des Schwellenwertsreizes der Fehler einer Miterregung benachbarter Nervenenden oder Nervenfasern jedenfalls sehr gering ist. Zum mindesten ist aus meinen Beobachtungen zu schließen, daß die Schmerzempfindlichkeit viel verbreiteter ist als die v. Frey schen Schmerzpunkte erkennen lassen, ja daß sie — und damit treffe ich das wesentliche — eigentlich ebenso verbreitet ist wie die Berührungsempfindlichkeit. Wenn fast an jedem Punkt der Haut — bei der in Rede stehenden Art der Reizung — Berührungs- und Schmerzempfindung zu erzeugen ist, mit welchem Recht möchte man da behaupten, daß es sich um zwei verschiedene Nervenapparate handele?

Freilich nicht alle Hautpunkte reagieren auf die schwache und flache Reizung mit feinem Schmerz. Diese schmerzlosen Punkte sind aber in der Minderzahl. Sind sie für die Annahme spezifischer Schmerznerven zu verwerten? Gewiß nicht! Die zweite Phase zeigt an diesen Punkten allerlei Übergänge zum Schmerz; sie kann hauchartig, spannend, drückend oder prickelnd, fast an das schmerzhafte Stechen angrenzend sein. Andererseits findet sich an den schmerzhaft reagierenden Punkten der Schmerz in sehr mannigfachen Abstufungen, von der schärfsten Ausprägung bis zum schwächsten Angedeutetsein. Dies ist so zu deuten, daß die Schmerzempfindlichkeit der Hautnerven eine im einzelnen sehr verschiedene Lebhaftigkeit besitzt, wie wir dies auch von den Druck- und Temperaturpunkten kennen, und daß die am wenigsten erregbaren auf den angewendeten schwachen Reiz überhaupt nicht mehr mit Schmerz reagieren.

Wer der Schmerznerventheorie anhängt, könnte dies alles auch so interpretieren, daß die stark reagierenden Punkte diejenigen sind, an welchen die Schmerznerven unmittelbar, die schwächeren diejenigen, an welchen sie auf dem Wege der Fortleitung getroffen werden. Wenn man meine Beobachtungen so nachprüft, daß man mit den Reizhaaren unter eine gewisse Grenze geht, welche gerade genügt, die allerempfindlichsten Punkte zu erregen, so wird man eine viel geringere Anzahl schmerzhafter Punkte finden und mich anscheinend widerlegen. Aber für die Schmerznerventheorie würde man hierbei nichts gewinnen; denn wenn es, wie ich meine, dieselben Nerven sind, welche Berührungs- und Schmerzempfindung leiten, so könnten auch diese teils direkt, teils fortgeleitet bei der Reizung getroffen werden; das Ergebnis wäre das gleiche wie bei der Annahme spezifischer Schmerznerven.

Sehr unwahrscheinlich aber ist es, daß die bei der flachen Reizung entstehenden Berührungsempfindungen von den indirekt getroffenen Druckpunkten herrühren, wie es die v. Freysche Theorie will. Schon die von v. Frey nachgewiesene tiefe Lagerung der druckempfindlichen Endorgane (an den behaarten Stellen die Haarbälge; nur an den unbehaarten die Meißnerschen Körperchen in den Papillen) spricht dagegen.

Von Wichtigkeit ist ferner die Beobachtung, daß die Reizung der Schmerzpunkte nahezu stets zu einer unterschmerzlichen Empfindung abklingt. v. Frey hebt selbst das allmähliche Verschwinden der Schmerzempfindung als eine Eigentümlichkeit der Schmerzpunkte hervor: „Auf dem Schmerzpunkt tritt dagegen die Wirkung [sc. der Reizung] verspätet ein, gewinnt allmählich an Stärke, um nach Erreichung eines Maximums wieder abzunehmen. Ist bei Aufhören des Reizes noch Empfindung vorhanden, so verschwindet dieselbe nur sehr langsam[1])." Aber er beschäftigt sich nicht näher mit dem bemerkenswerten Umstande, daß dieses Abklingen ein Stadium durchläuft, in welchem die Empfindung überhaupt nicht mehr schmerzhaft ist. Wir hätten es somit mit einer schmerzlosen Schmerzempfindung (vgl. unten Thunberg) zu tun. Man kann diese allmähliche abklingende Empfindung um so weniger auf etwaige Miterregung eines Druckpunktes beziehen, als sie ja nach v. Frey selbst eine Eigentümlichkeit des Schmerzpunktes darstellt. Es besteht somit die Tatsache, daß die Erregung der Schmerzpunkte unterschmerzlich beginnt und unterschmerzlich aufhört.

Auch Thunberg in seiner Bearbeitung der „Physiologie der Druck-, Temperatur- und Schmerzempfindungen" in Nagels Handbuch der Physiologie, III. Bd., weist darauf hin, daß bei schwächster Erregung der Schmerznerven unterschmerzliche Empfindungen wachgerufen werden: „schwache, stechende Sensationen, die durchaus nicht mit irgendwelchem Schmerz verbunden sind". Thunberg, welcher sonst sehr entschieden für die v. Freysche Lehre eintritt, schließt an diese Darlegung die Bemerkung: „Die Tatsache, daß dieselben Nerven, welche die stechenden, mit sehr unangenehmem Gefühlston versehenen Schmerzempfindungen auslösen, auch die schwachen, beinahe oder gar nicht gefühlsbetonten Stichempfindungen auslösen, machen ihre Benennung als Schmerznerven etwas inexakt; vielleicht wäre es besser, sie als Stichnerven oder Stichschmerznerven und die von ihnen ausgelösten Empfindungen als Stichempfindungen, bei höherer Intensität als Stichschmerzempfindungen zu benennen." Konsequenterweise hätte Thunberg die v. Freysche Lehre ablehnen müssen, denn was er gegen dieselbe geltend macht, betrifft gerade ihre wesentlichste Stütze.

Ähnlich spricht sich dieser Autor in einer bereits oben zitierten

---

[1]) Untersuch. über d. Sinnesfunktionen d. menschl. Haut. 1896. S. 242 (74).

Arbeit[1]) aus: „Es dürfte sich so verhalten, daß die schwachen nicht schmerzhaften Stichsensationen durch dieselben Nerven ausgelöst werden, die bei stärkerer Reizung die wirklich schmerzhaften, stechenden, brennenden Sensationen veranlassen, also durch die Schmerznerven, nicht die Berührungsnerven."

Ich muß mich hier gegen gewisse Auffassungen wenden, welche geeignet sind, das Schmerzproblem zu verdunkeln und die Fragestellung zu verwirren.

Wenn es, wie v. Frey meint, spezifische Schmerznerven gibt, so kann die ihnen zuzuschreibende Empfindung auch in ihrer schwächsten Intensität und Ausprägung selbstverständlich immer nur ein Schmerz sein. Gegen diese natürliche Folgerung verstößt sowohl Alrutz wie Thunberg. Ersterer sagt ausdrücklich[2]), daß er die „matte, stichartige Empfindung", wie sie bei punktueller Reizung häufig — so auch an den Schmerzpunkten — auftritt zum Schmerz rechnet. „Diese Stichempfindungen bilden eben das Spezifische der punktuellen Schmerzempfindung und haben gar nichts mit Berührungsempfindungen zu schaffen, denen sie, qualitativ gesehen, ganz unähnlich sind." An anderer Stelle[3]) bemerkt er, daß man „ein zartes, dabei lebhaftes, häufig etwas kitzelndes Gefühl" (Worte, welche ich für die leiseste Druckpunktreizung gebraucht hatte) an den Schmerzpunkten erhält. Es bedarf keiner weiteren Ausführungen, daß eine solche Auffassung nicht der Freyschen Lehre von den spezifischen Schmerznerven entspricht und eigentlich eher einer Ablehnung derselben als einer Unterstützung gleichkommt. Der Thunbergsche Standpunkt wurde bereits erörtert. Das Stichartige ist lediglich der Ausdruck der örtlichen Begrenzung.

v. Frey[4]) und sein Schüler Hacker sprechen neuerdings auch noch von einer anderen Art des Schmerzes, dem „tiefen dumpfen" Schmerz, wie er „durch stärkere mechanische Einwirkungen (Druck mit stumpfen Gegenständen, Pressen breit aufgehobener Hautfalten u. a. m.) sowie durch Kälte erzeugt wird. Ersterer vermutet, daß es „besondere, noch nicht näher bekannte Faser-

---

[1]) Skandinav. Archiv Bd. 12. 1902.
[2]) Über Schmerz und Schmerznerven. Skand. Archiv Bd. 18.
[3]) Untersuch. über Druckpunkte usw. Skand. Archiv Bd. 17.
[4]) Die Webersche Täuschung usw. Ztschr. f. Biol. Bd. 66.

gattungen" sind, ,,die durch die Kälte in Erregung geraten[1]."
Er erwähnt, daß der Kälteschmerz mit Druck verwechselt oder
als Druck aufgefaßt werden kann. Den Kälteschmerz an der
Stirn beschreibt er als ,,neuralgischen Schmerz, als Druck im Kopf,
Gefühl der Zusammenschnürung, kurz als Kopfschmerz". Diese
Hinweise genügen um darzutun, daß v. Frey hier keine scharfe
Grenze zwischen unterschmerzlichen Druck- und Spannungsempfindungen und Schmerz zieht. Wir nennen freilich manche
mit dem Gefühlston der Unlust versehene Druck- und Spannungsempfindungen Schmerz (Kopfdruck, Spannung am Unterleib
usw.), aber in Wirklichkeit handelt es sich nicht um Schmerzen.
Man kann eine mit Unlust versehene Druckempfindung nicht als
Schmerz bezeichnen. Diese Auffassung würde sich nebenbei
auch nicht mit der Lehre von den Schmerznerven vertragen;
sollte der unangenehme Druck von anderen Nerven geleitet werden
als der indifferente? Bekanntlich wird ein Druck häufig bloß
durch seine Dauer unangenehm!

Da v. Frey das Vorhandensein tiefer Druckempfindungen
leugnet (s. unten), andererseits aber die Vermischung des tiefen
dumpfen Kälteschmerzes mit Druck- und Spannungsempfindungen
bzw. das allmähliche Anschwellen von durch Kälte ausgelösten
Druck- und Spannungsempfindungen zum eigentlichen Kälteschmerz nicht zu bestreiten ist, so muß gefolgert werden, daß
v. Frey solche unterschmerzlichen Empfindungen den Reizergeb-
nissen spezifischer Schmerznerven hinzurechnet, was ja seine
Worte auch hinreichend verraten. Ob sich dies mit seiner Lehre
von spezifischen Schmerznerven verträgt, überlasse ich dem Urteil
der Leser.

Über das Vorhandensein unterschmerzlicher Empfindungen
in den tiefer gelegenen Geweben kann kein Zweifel sein. Die von
v. Frey in Anspruch genommenen Nervi nervorum leiten nicht
bloß Schmerzempfindungen. Druck auf einen Nervenstamm läßt
vielmehr zunächst eine eigentümliche quetschend-spannende
Druckempfindung entstehen, welche erst bei wachsender Druck-
stärke schmerzhaft wird. Ich komme auf diesen Punkt später
zurück.

---

[1] In seiner Arbeit ,,Einige Beobachtungen an Nervenverletzten"
spricht er die Nervi nervorum als die in Betracht kommenden Nerven an
(Sitzungsber. Würzburg 1917).

V. Die Schwellenveränderungen der Schmerzpunkte.

Wenn es spezifische Schmerznerven gäbe bzw. wenn die Schmerzpunkte den Endigungen solcher entsprächen, so müßten die Schwellenveränderungen sich so darstellen, daß die zur Hervorrufung des Schmerzes erforderlichen Reizschwellen eine Veränderung aufweisen, oder daß die durch hinreichende Reize ausgelösten Empfindungen eine Veränderung ihrer Intensität zeigen; stets aber müßten die wachgerufenen Empfindungen Schmerzempfindungen sein. Dem ist nun aber nicht so. Schon 1884[1]) habe ich, wie bereits bemerkt, berichtet, daß, wenn man eine gewisse Zeit hindurch einen starken Druck auf die Haut ausübt, die vorher fixierten Schmerzpunkte bei leichter und mäßiger mechanischer Reizung nicht mehr die lanzinierende Schmerzempfindung, sondern ein stichartiges mattes Gefühl erkennen lassen.

Man hat[2]) eingewendet, daß ich nicht hinreichend punktuell lokalisiert und benachbarte Druckpunkte mitgereizt hätte. Es wäre nun schon sehr sonderbar, wenn mir an jedem Schmerzpunkte dieses Mißgeschick begegnet wäre, zumal ich ja gerade auf die feine punktuelle Sonderung den größten Wert lege und z.B. gezeigt habe, daß die meisten meiner Nachuntersucher den Fehler gemacht haben, die Temperaturpunkte nicht hinreichend fein örtlich differenziert zu haben[3]).

Aber selbst diesen Einwand als richtig zugegeben, wäre es nicht sehr sonderbar, daß durch die Druckwirkung gerade die spezifischen Schmerznerven unempfindlich werden sollten, welche doch durch diese Maßnahme gar nicht gereizt worden sind, da der Druck nicht als schmerzhaft empfunden wurde? Viel annehmbarer dünkt es mich, daß die Schmerzempfindung eben deshalb aufgehoben ist, weil sie der höheren Erregung bzw. Erregbarkeit derjenigen Nerven entspricht, welche durch den Druckreiz erregt und hypästhesiert worden sind. Reiben und Pressen der Haut setzt die Empfindlichkeit überhaupt herab[4]). Mit der feinen

---

[1]) Monatsh. f. Dermatologie Nr. 9 u. 10.

[2]) Vgl. Alrutz, Skandin. Arch. f. Physiol. 1903.

[3]) Epikritische Bemerkungen zur Lehre von den Temperaturpunkten. Dermatologische Studien Bd. 20 (Unna - Festschrift).

[4]) Vgl. auch v. Frey, Beitr. z. Physiol. d. Schmerzsinns. 2. Mitteil. S. 286.

oberflächlichen Schmerzempfindung ist auch die Kitzelempfindung aufgehoben und die Berührungsempfindung abgestumpft.

Bemerkenswert ist nun, daß unter diesen Umständen die zweitphasische Schmerzempfindung nicht einfach fehlt, sondern als unterschmerzliche Empfindung auftritt. Diese erfolgt nach dem gleichen Zeitintervall wie die Schmerzempfindung, ist also offenbar an ihre Stelle getreten.

Meine späteren Beobachtungen haben mich weitere Bedingungen der Schwellenveränderung kennen gelehrt. Ich bestimmte Schmerzpunkte mittels senkrecht gegen die Haut geführter Reizhaare und fand, daß Punkte, welche bei schwächster derartiger Reizung die Empfindung schmerzhaften Stechens anscheinend ohne primäre Berührungsempfindung entstehen ließen, sich, sobald man die Haut straffte, vielfach als solche herausstellten, welche eine primäre vorher nicht bemerkte Berührungsempfindung ergaben[1]). Hier kann nun der Einwand, daß ich einen Druckpunkt mitgetroffen hätte, gewiß nicht erhoben werden. Der Einfluß der Straffung ist ein doppelter und in gewissem Sinne gegensätzlicher. Einmal werden die Schwellenwerte, wie v. Frey nachgewiesen hat, erhöht. Andererseits wird — bei hinreichender Reizstärke — die punktuelle Druckzunahme steiler, weil das gespanntere Gewebe weniger ausweicht. Bei lockerer Haut ist die Druckzunahme bzw. die punktuelle Verschiebung der getroffenen Teilchen gegen die Umgebung wahrscheinlich nicht intensiv genug, um die schwache primäre Berührungsempfindung erkennen zu lassen, welche nunmehr bei gestraffter Haut zutage tritt.

Umgekehrt hat eine künstliche Erregbarkeitserhöhung zur Folge, daß Reizbedingungen, welche sonst keinen Schmerz auslösen, nunmehr schmerzhaft werden. An den Kuppen des Daumens und der Finger erzeugt unter normalen Verhältnissen flache Nadelreizung als zweite Phase eine unterschmerzliche flächenhafte, feinschwirrende Empfindung, höchst selten jenes feine Stechen, wie es sonst an der Haut die Regel ist. Wenn man jedoch an dem Fingerendgliede eine Hautklemme (s. unten) so ansetzt, daß eine möglichst dünne oberflächliche Epidermisfalte stark gepreßt wird, so erzeugt schon die leichteste Berührung mit der Nadelspitze, ja mit einer fein gespitzten mittelstarken

---

[1]) Weitere Mitteilungen usw.

Borste den oberflächlichen feinen zweitphasischen Schmerz, teils stechend, teils flächenartig und zwar in recht heftiger Intensität. Diese Beobachtung wirkt geradezu überraschend und überzeugt den Untersucher von dem außerordentlichen Einflusse der Erregbarkeits-Veränderungen auf das Zustandekommen der Schmerzempfindung.

Gewiß kann man dies vom Standpunkte der Schmerznerventheorie so erklären: unter normalen Verhältnissen liegt die Drucknervenschwelle hier viel tiefer als die Schmerznervenschwelle; durch die künstliche Hyperalgesie wird das Verhältnis umgekehrt und die Druckempfindung von der Schmerzempfindung überlagert. Diese Deutung stößt aber auf Schwierigkeiten, wenn man folgende Beobachtung berücksichtigt. Wenn man eine Klemme von s c h w a c h e m, nicht schmerzerzeugendem Federdruck an der Fingerspitze ebenso oberflächlich befestigt wie es bei der stark pressenden Klemme geschah, so findet sich eine ausgesprochene D r u c k s i n n - H y p e r ä s t h e s i e; die zweite und dritte Empfindungsphase, sowie die Nachempfindung sind verstärkt, ohne schmerzhaft zu sein.

Schon an sich gibt dies Faktum zu denken; die Pressung der Epidermisnerven, welche angeblich spezifische Schmerznerven sein sollen, erzeugt eine unterschmerzliche Hyperästhesie der Berührungsempfindung! Es ergibt sich weiter die Schlußfolgerung, daß eine Steigerung der Epidermis-Pressung bis zum Schmerzhaften auch die Drucknerven entsprechend stärker reizen, also eine noch erheblichere Hyperästhesie derselben herbeiführen müßte. Hiervon ist aber nichts zu bemerken. Vielmehr erfolgt, wie gesagt, lediglich eine sehr bedeutende Steigerung der Schmerzempfindung. Dies ist sehr leicht verständlich, wenn man meine Auffassung zugrunde legt, daß der Schmerz einer höheren Erregungsstufe der Berührungsnerven entspricht, während die Schmerznerventheorie komplizierte Annahmen machen müßte, etwa in dem Sinne, daß die Erregung der Schmerznerven auf die selbst gesteigerte Erregung der Drucknerven hemmend wirke, eine Erklärung ad hoc, welche erst bewiesen werden müßte. Auch die Annahme einer psychischen Überlagerung wäre unbefriedigend; der Schmerz ist doch keineswegs so intensiv, daß er nicht die gleichzeitige Wahrnehmung einer gesteigerten Druckempfindung gestatten würde.

In demselben Sinne spricht der folgende Versuch:

Wenn man mittels intrakutaner Injektion einer 0,5 %igen Novokain-Suprarenin-Lösung (oder auch bloß von destilliertem Wasser) eine Schleichsche Quaddel erzeugt und letztere mittels spitzer Nadel prüft, so ergibt sich, daß weder senkrechte noch flache Nadelreizung eine Empfindung erzeugt. Bei dem Abklingen der Anästhesie nun stellt sich zunächst eine matte Berührungsempfindung für flache Nadelreize ein, welcher als zweite Phase eine diffuse hauchartige Empfindung folgt. Schmerz fehlt hier noch. Bei weiterer Rückbildung der Anästhesie stellt sich zunächst (als zweite Phase) die diffuse hauchartige, leicht schmerzliche und erst weiterhin die feinstechende Schmerzempfindung ein. Auch findet man diese Abstufungen nebeneinander, wenn man mit der Nadelreizung aus dem anästhetischen Gebiet allmählich in das normale vordringt. Hier müßte man, um die Schmerznerven zu retten, annehmen, daß dieselben von der Anästhesie in höherem Grade betroffen werden als die Drucknerven[1]), während die Erklärung durch Herabsetzung der Erregbarkeit der Drucknerven und demgemäß Verschiebung der Schmerzschwelle ohne eine solche Annahme einer elektiven Wirkung des narkotischen Mittels auskommt. Aber letztere würde nicht einmal genügen; man müßte vielmehr außerdem die bereits oben besprochene Voraussetzung machen, daß bei jeder Nadelreizung Schmerzpunkte und Druckpunkte gleichzeitig getroffen worden sind!

VI. Sind die Druckpunkte schmerzempfindlich?

Eines der gewichtigsten Beweismomente v. Freys für die Begründung seiner Schmerznerventheorie besteht in der angeblichen Analgesie der Druckpunkte. Entsteht an einem Druckpunkt Schmerz, so soll derselbe von den in oft unmittelbarer Nähe gelegenen Schmerzpunkten herrühren. Die Haarbälge besitzen nach v. Frey sowohl Druck- wie Schmerznerven. Ich habe schon früher und neuerdings wieder diese Behauptung nachgeprüft und komme zu folgenden Ergebnissen[2]):

Es kommt vor, daß ein Druckpunkt auch bei tiefem, punkt-

---

[1]) v. Frey macht tatsächlich diese Annahme und erklärt sie durch die oberflächlichere Lage der Schmerznerven.

[2]) Weitere Mitteilungen usw. S. 78 f.

förmigem Eindruck keinen Schmerz, sondern nur zunehmende Druckempfindung erkennen läßt. Aber dies Verhalten entspricht nicht der Regel. Häufig tritt bei stärkerem Druckreiz zur spezifischen Druckempfindung ein quetschender Schmerz. Auch kann ein schnell vorübergehender Schmerz auftreten, während das weitere Eindrücken schmerzlos ist; in diesem Falle scheint der Druckpunkt ausgewichen zu sein, was bei schlaffer Haut leicht erklärlich ist, denn wenn man nun unmittelbar daneben eindrückt, so stößt man auf die zunehmende körnige Druckempfindung, welche schließlich in Schmerz übergeht.

An gespannter Haut sind die Resultate viel sicherer. Die Druckpunkte erscheinen dann meist schmerzhaft; es entsteht eine quetschende, langdauernde, zuweilen in die Breite gehende Schmerzempfindung, weniger stichartig als auf der druckpunktfreien Haut.

Es ist erforderlich, die Druckpunkte sehr subtil zu bestimmen. Es sind feine, eng umschriebene Punkte, welche genau so liegen, wie ich es früher beschrieben habe — das heißt zu Reihen geordnet, oft mehrere Punkte dicht beisammen, aber durch kleinste, lineare Abstände getrennt. Um die trichterförmige Einbuchtung der Haut beim Eindruck zu vermindern, wurde die oberste Schicht der Epidermis mit der Nadel abgehoben und abgezogen. Die schon vorher festgestellten Druckpunkte wurden, nachdem die Erregbarkeit der Hautnerven sich wieder hergestellt hatte, noch einmal mittels Borsthaaren und bei Anwendung der Konvexbrille festgelegt und bezeichnet. Die senkrecht geführte feine Nadel wurde genau auf die körnig-schwirrend empfindenden Punkte eingestellt. Beim Eindruck der Nadel nimmt die körnige Druckempfindung zu, wobei sich gelegentlich eine noch nicht schmerzhafte, aber „wehe" Empfindung beimischt; weiterhin aber, bei tieferem Eindruck, entsteht der quetschende Schmerz. Die Druckpunkte, welche übrigens eine ungleiche Ausprägung ihrer spezifischen Sinnesempfindung zeigen — wie dies auch für die Kälteund Wärmepunkte gilt—, sind auch von verschieden entwickelter Schmerzhaftigkeit. Häufig wurde bemerkt, daß auf der druckpunktfreien Haut, in der nächsten Umgebung der Druckpunkte, eine stechende, zuweilen mattstechende und schnell abklingende Empfindung, am Druckpunkt selbst aber eine stärkere, quetschendbreitstechende und länger andauernde Schmerzempfindung zustande kommt. Die Beobachtung, daß der Schmerz am Druckpunkt stärker sein kann als in der nächsten Umgebung, und daß er von eigenartiger Qualität ist, spricht dagegen, daß es sich beim Druckpunktschmerz um eine Mitreizung von benachbarten, aber dem Druckpunkt selbst nicht angehörenden Schmerzfasern handelt.

Ich füge ferner an, was ich bereits 1885 in meiner Arbeit „Neue Tatsachen über die Hautsinnesnerven"[1] hierüber gesagt habe: „Bei einer gewissen Grenze des Druckes geht das Druckgefühl dann in ein schmerzhaftes über; jedoch auch dieses kann man in seiner Qualität noch von dem zwischen den Punkten entstehenden unterscheiden; denn während letzteres eine matte, inhaltlose stechende Empfindung ist, stellt sich das erstere als ein kräftiges, schmerzhaft drückendes, quetschendes Gefühl dar, wieder als ob ein hartes Korn tief in die Haut eindränge; zudem ist jenes auch bei andauerndem Drucke schnell vorübergehend, dieses bleibend."

Wenn man die Druckpunkte mittels faradischen Stromes reizt, so daß als Elektrode die äußerst feine Nadel benutzt wird, so kann man beobachten, wie bei Verstärkung des Stromes die oszillierende Empfindung des Druckpunktes in eine prickelnde und weiterhin schmerzhaft-prickelnde übergeht; bei weiterer Verstärkung nimmt dann die schmerzhafte Empfindung einen mehr kontinuierlichen Charakter an. Aber es ist bemerkenswert, daß beim schmerzhaften Prickeln jede Einzelempfindung schon schmerzhaft sein kann. Wenn der Schmerz auf Miterregung von Schmerzpunkten beruhte, so könnte letzteres nicht der Fall sein, da der Schmerzpunkt einer oszillatorischen Erregung nicht fähig ist.

Auch v. Frey berichtet über Mischung von Druck und Schmerz bei Reizung von Druckpunkten. „Zuweilen findet man reine schmerzlose Druckpunkte, zuweilen intensiv schmerzhafte Punkte, nicht selten sind aber beide Empfindungen gemischt in der Weise, daß anfänglich der Einstich nur Druckempfindung wachruft und erst bei weiterem Vordringen auch Schmerz sich dazugesellt; oder umgekehrt, daß die anfänglich schmerzhafte Empfindung sich nicht steigert oder wohl gar erlischt, um weiterhin einer Druck-

---

[1] Arch. f. Anat. u. Physiol. Physiol. Abt. Suppl.-Bd. Ferner Ges. Abhandl. Bd. I. S. 187.

empfindung Platz zu machen[1])." Aber v. Frey bezieht diese Ergebnisse auf Mitreizung von Schmerzpunkten. Daß eine solche vorkommen mag, ist unbestreitbar; es handelt sich aber um die Frage, ob bei einer wirklich auf den Druckpunkt beschränkten Reizung Schmerz ausbleibt oder auftritt. In dieser Hinsicht glaube ich zuverlässiges Beobachtungsmaterial beigebracht zu haben. Namentlich ist darauf Wert zu legen, daß die Schmerzempfindung am Druckpunkt einen besonderen Charakter hat (quetschend), wie er sich außerhalb der Druckpunkte nicht findet, und daß sie am Druckpunkt stärker sein kann als in der Umgebung.

Immerhin ist zuzugeben, daß auch an gespannter Haut ein Druckpunktschmerz fehlen kann und daß durchgehends die Schmerzschwelle an den Druckpunkten sehr hoch ist. Aber dies beweist nichts für die Existenz spezifischer Schmerznerven, das heißt solcher, welche ausschließlich der Schmerzempfindung dienen. Denn der Druckpunkt gehört einem spezifischen, differenzierten Sinnesnerven an, dessen Schmerzerregbarkeit offenbar zugunsten seiner spezifischen Energie zurücktritt.

Es ist noch der Einwand denkbar, daß der Nadeldruck am Druckpunkt die schmerzhafte Höhe dadurch erreicht, daß er in der Tiefe auf einen Schmerznervenast stößt, also nicht durch Mitbeteiligung eines Schmerzpunktes, sondern direkt vom Nerven aus Schmerz erzeugt. Die quetschende Beschaffenheit der Schmerzempfindung könnte dabei durch eine Vermischung der Druck- und Schmerzempfindung zustande kommen. Man wird aber nicht nachweisen können, daß diese an sich berechtigte Annahme mehr Wahrscheinlichkeit besitzt als diejenige, daß die Schmerzempfindung der Ausdruck einer stärkeren Reizung der Drucknerven ist.

Alrutz[2]), welcher eine gute Übersicht über diese Frage gibt, kommt gleichfalls zu dem Ergebnis, daß die Druckpunkte meist keine Schmerzempfindung erkennen lassen. In seinen Versuchsprotokollen findet sich immerhin ziemlich häufig Schmerz an den Druckpunkten vermerkt, was er mit v. Frey durch gleichzeitiges Treffen von Schmerzpunkten erklärt. Er nimmt an, daß über dem Druckpunkt ein Schmerzpunkt liegen könne, was sehr un-

---

[1]) Beitr. z. Physiol. d. Schmerzsinns. Ber. d. Kgl. Sächs. Ges. d. Wiss. zu Leipzig. 2. Juli 1894.

[2]) Skand. Arch. Bd. 17.

wahrscheinlich ist. Seiner Arbeit entnehme ich, daß Lehmann (dänische, von mir im Original nicht benützte Arbeit) angibt, daß „in den Druckpunkten bei hinreichendem Druck oder Stoß, ohne daß die Haut doch durchbohrt wird, ein stechender Schmerz gefühlt wird". Die Arbeit enthält jedoch keine Angaben über die angewandte Art der Reizung. v. Freys Schüler Kiesow kommt zu denselben Ergebnissen wie v. Frey.

Endlich kann die Druckpunktempfindung, wie ich gegenüber v. Frey betonen muß, von einer zweitphasischen Schmerz- empfindung gefolgt sein. Sie unterscheidet sich von derjenigen an der druckpunktfreien Haut dadurch, daß sie weniger spitzig, vielmehr breiter und härter ist, gleichsam wie ein weher, schmerz- licher, harter Druck oder ein leichter Quetschschmerz erscheint. Aber auch dies können meine Gegner wieder durch gleichzeitige Schmerzpunktreizung und Vermischung der beiderseitigen Emp- findungsqualitäten erklären, zumal von v. Frey und seinen Schülern (z. B. Kiesow Philos. Studien [Wundt] Bd. 19, 1902) wiederholt der Vorwurf erhoben worden ist, daß ich infolge von Anwendung überschwelliger Reize die Druckpunkte nicht hin- reichend scharf lokalisiere. v. Frey steht auf dem Standpunkt, daß eine Bestimmung der Druckpunkte nur mittels geeichter Reizhaare in zuverlässiger Weise ausgeführt werden könne. Ich muß dem entgegenhalten, daß die Schwellenwerte der Druck- punkte variieren, wie ja v. Frey selbst durch höchst exakte Unter- suchungen festgestellt hat, und daß wahrscheinlich die Schwellen- werte mancher Druckpunkte noch höher sind als dieser Forscher annehmen zu dürfen glaubt. Die Gefahr der Miterregung benach- barter Druckpunkte vermeidet man, indem man feststellt, daß rund um den Druckpunkt herum keine spezifische Druckempfin- dung entsteht. Dies habe ich selbstverständlich ausgeführt.

Die wiederkehrenden Behauptungen v. Freys und seiner Schüler, daß ich zu zahlreiche Druckpunkte bestimmt hätte, veranlassen mich noch ein- mal auf die von mir angewandten Kautelen zu verweisen, wie ich sie in meiner Arbeit aus dem Jahre 1885 beschrieben habe. Ich wies darauf hin, daß man schon bei der Annäherung an einen Druckpunkt eine „undeutlich beginnende und dann deutlicher und stärker werdende Empfindung" oft bemerke und warnte davor, sich durch diese Empfindung täuschen zu lassen und nicht „an der Peripherie des Zerstreuungskreises einen Punkt einzuzeichnen". Ich kontrollierte ferner die Druckpunkte mittels des faradischen Stromes. „Es tritt an ihnen ein prickelndes Gefühl ein bei einer Stromstärke, welche zwischen ihnen keine Empfindung hervorruft.

Macht man den Strom etwas stärker, so fühlt man zwischen den Punkten nur ein unbestimmtes Ziehen oder Stechen, auf denselben ein kräftiges Prickeln[1].'' Ich legte besonderen Wert nicht allein auf den im Verhältnis zur Umgebung niedrigeren Schwellenwert der Druckpunkte, sondern auch auf die Qualität der Empfindung, welche ich als „körnige'' bezeichnete. Ich sprach aus, daß diese körnige Empfindung — eine Bezeichnung, welche auch v. Frey gebilligt und übernommen hat — „keinem dieser empfindlichsten Punkte fehlt'' und daß sie „zwischen ihnen nie zu produzieren ist''. Ich glaube hiernach an der Behauptung festhalten zu dürfen, daß meine Punkte wirklich Druckpunkte sind. Neuerdings habe ich an dicht gedrängten Druckpunkten meine früheren Angaben, auch mittels faradischer Prüfung, kontrolliert und kann alles bestätigen.

Nur nebenher möchte ich eine Beobachtung erwähnen, welche ich bei der Exstirpation kleinster Hautstückchen, welche Temperatur- bzw. Druckpunkte enthielten, behufs histologischer Untersuchung machte: daß nämlich das Umschneiden von Druckpunkten viel schmerzhafter war als das eines Temperaturpunktes. Dies beweist natürlich nichts für die Identität von Schmerz- und Drucknerven, immerhin aber, daß die zum Druckpunkt ziehenden Nerven auch besonders viel schmerzempfindliche Fasern führen.

VII. Schichtung der Nervenenden.

Für die Schmerznerventheorie scheinen die Untersuchungen über die Schichtung der Nervenenden zu sprechen, welche von v. Frey mit seinen Schülern insbesondere mit F. Hacker ausgeführt worden sind[2]). Es gelang durch Einreiben einer 5 %igen Lösung von Kokain in Ölsäure eine ausschließliche Lähmung der oberflächlichen Schmerzempfindlichkeit bei vollkommen erhaltener Temperatur- und Druckempfindlichkeit herbeizuführen. DieserVersuch beweist aber nur, daß in der Haut eine oberflächlich gelegene schmerzempfindliche Schicht vorhanden ist, was nicht in Zweifel steht. Die Frage, ob diese Schicht spezifische Schmerznerven oder sensible Nerven, denen auch die Vermittlung unterschmerzlicher Berührungsempfindungen zufällt, enthält, wird hierdurch nicht entschieden.

---

[1]) Ich habe somit die den Druckpunkten eigene Fähigkeit der diskontinuierlichen Empfindung längst vor v. Frey mitgeteilt.

[2]) Sitzungsber. d. Phys.-med. Gesellsch. zu Würzburg 1915 (17./12. 1914). Ztschr. f. Biol. Bd. 64. S. 189.

VIII. Auslösung von Schmerz durch unterschmerzliche Reize bei Hyperalgesie.

In hohem Grade spricht ferner gegen die v. Freysche Theorie folgende wiederholt von mir gemachte Beobachtung bei pathologisch gesteigerter Kitzel-, Juck- und Schmerzempfindlichkeit, wie sie sich bei entzündlichen Zuständen der Haut im Stadium der Heilung finden. So bestand bei einer ausgedehnten Exkoriation meines linken Unterschenkels während der Abheilung folgender Zustand der Sensibilität: Leichteste Berührung der Haut mit einer feingespitzten Nadel erzeugt einen intensiven Kitzel oft ohne deutliche Berührungsempfindung, welcher sofort stark irradiiert und zu einer diffusen spannenden Empfindung abklingt; diese erhebt sich zu einer schmerzhaften Höhe und geht wiederum abklingend in eine ausgedehnte spannend-juckende Empfindung mit schmerzlicher Färbung über. Alles dies vollzieht sich in schnellem Wechsel entsprechend der zweiten und dritten Phase der taktilen Empfindung. Entsprechendes beobachtete ich bei einer Entzündung der Fußsohle nach einer Druckblase, bei einer Nagelbettentzündung am Finger, nach Jodpinselung bei einer Sehnenscheidenentzündung. Der sekundär aufgetretene Irradiationsschmerz kann von ziemlicher Intensität sein.

Wenn die taktile Reizung Schmerznerven getroffen hätte, welche, wie v. Frey meint, erst nach einer im Vergleich zur Berührungsempfindung größeren Latenz reagierten, so hätte zunächst am Punkte der Reizung ein nachhinkender Schmerz auftreten müssen. Dem war aber nicht so; der Kitzel blieb vielmehr an dem Orte der Reizung oft lange bestehen, ohne daß es zu einer schmerzhaften Stichempfindung kam, und der Schmerz bot sich lediglich als eine diffus irradiierende Empfindung dar. Diese Erscheinung beweist das Entstehen eines Schmerzes auf Grund eines zentralen Vorganges, welcher durch eine peripherische Reizung von Nerven ausgelöst wird, die keine spezifischen Schmerznerven sind. Dies pathologische Vorkommnis ist nichts weiter als eine Steigerung der physiologischen sekundären oder besser zweitphasischen Schmerzempfindung nach taktilem Reiz.

Man könnte übrigens versucht sein, derartige Zustände der Sensibilität als eine isolierte Hyperalgesie und somit als eine auf spezifische Schmerznerven beschränkte Steigerung der Reizbarkeit zurückzuführen. Aber auch dies trifft nicht zu. Vielmehr finden sich dabei stets auch Veränderungen der unterschmerzlichen Empfindung. Es kann vorkommen, daß, wie z. B. beim Klemmversuch die Berührungsempfindung herabgesetzt ist; sie kann auch durch eine Kitzelempfindung unterdrückt sein. Aber sie ist auch häufig gesteigert, besonders in der Nähe der Wundfläche. Leichte Nadelberührungen werden spitzer, schärfer empfunden, ohne doch schmerzhaft zu sein. Senkrechte Pinselberührungen erzeugen anstatt der physiologischen glatten eine schärfere Empfindung. Ja auch die spezifische Empfindung der Druckpunkte kann teils eine Hypästhesie, teils aber eine Hyperästhesie erkennen lassen. So fand ich bei der Nagelbettentzündung die oszillierende Druckpunktempfindung verlängert und nachdauernd.

Die Hyperalgesie betraf übrigens stets sowohl die oberflächliche wie die tiefe Schmerzempfindlichkeit. Kann man diese Phänomene anders erklären als durch die Einheitlichkeit des sensiblen Nervenapparates?

IX. Gegen eine Beobachtung von Hacker.

Hacker[1]) beschreibt von einer narbigen Stelle an seinem Körper eine Erscheinung, welche er für die Existenz spezifischer Schmerznerven auswertet. Auf der anästhetischen Haut finden sich drei Punkte, welche schon bei leichtem Andrücken der Nadel mit schmerzhafter Stichempfindung reagieren, während sie eine Bevorzugung hinsichtlich ihrer Druckempfindlichkeit gegenüber anderen Punkten der gelähmten Stelle nicht erkennen lassen. „Daraus geht hervor, daß an diesen drei Punkten zwar die normale Schmerzempfindlichkeit, aber nicht die normale Druckempfindlichkeit besteht und daß somit diese beiden Empfindungsarten nicht durch die gleichen nervösen Apparate vermittelt werden.” Aber der Verfasser fügt hinzu, daß an der gleichen Hautstelle der tiefer lokalisierte „dumpfe Schmerz” gesteigert ist. „Das Erheben einer Hautfalte, auf die ein mäßiger Druck ausgeübt wird — ein Eingriff, der auf der normalen Haut nicht die geringste Schmerzempfindung erzeugt — ruft auf der gestörten Stelle die Empfindung eines ausgebreiteten, dumpfen Schmerzes hervor, der von lebhaftem Unlustgefühl begleitet ist” usw. Verf. schließt hieraus und beweist es durch andere Versuche, daß der normale tiefe „dumpfe Schmerz” an der gelähmten Hautstelle eine Vertiefung seiner Schwelle erlitten hat. Es liegt daher sehr nahe, auch für die in ihrer oberflächlichen Sensibilität erhaltenen drei Punkte eine Schwellenverschiebung anzunehmen.

---

[1]) Beobachtungen an einer Hautstelle mit dissoziierter Empfindungslähmung. Ztschr. f. Biol. 1913. Bd. 61.

Ich habe in einer Kritik der Headschen Lehre von der epikritischen und protopathischen Sensibilität¹) ausgeführt, daß durch peripherische Beeinflussungen eine Schwellenverschiebung in der Art erzeugt werden kann, daß bei Abstumpfung der Druck- bzw. Berührungsempfindung eine Hyperalgesie besteht. Auch bei der durch die schmerzhafte Hautklemme erzeugten Hyperalgesie findet sich eine gleichzeitige beträchtliche Herabsetzung der taktilen Empfindung. Ich berichtete auch, daß ich bei einem Falle von sehr schmerzhafter Neuritis der unteren Extremitäten beobachten konnte, wie Druckreize bis zu einer gewissen Grenze gar nicht empfunden wurden, dann aber sofort ein sehr diffuses Schmerzgefühl auslösten. Auch die drei Punkte Hackers können sehr wohl eine solche Schwellenverschiebung erfahren haben und ihrer im natürlichen Zustande vorhanden gewesenen Berührungsempfindlichkeit verlustig gegangen sein. Hiergegen spricht auch nicht der Umstand, daß ihr Schmerzschwellenreiz ungefähr demjenigen der normalen Haut entsprach.

X. Über physiologische Analgesie und die Frage der Schmerzempfindlichkeit bei fehlender Druckempfindung.

Eine wichtige Rolle in der Diskussion über die Schmerznerven spielt die Frage, ob es Körperteile gibt, welche bei vorhandener Empfindungsfähigkeit der Schmerzempfindung entbehren, und andererseits solche, welche lediglich Schmerzempfindlichkeit, aber keine Berührungs- oder Druckempfindlichkeit besitzen.

Zu ersteren gehören die höheren Sinnesnerven. Man kann es als erwiesen ansehen, daß dieselben wohl unangenehme, aber nicht eigentlich schmerzhafte Empfindungen vermitteln. Blendungsschmerz kommt durch den Trigeminus zustande, der schmerzhafte Eindruck schriller Töne und Geräusche hat mit dem Hörnerven nichts zu tun. Kälte- und Wärmeschmerz sind nicht auf die Temperatursinnesnerven, sondern auf gleichzeitige Reizung sensibler Nerven zu beziehen, wie ich gegenüber Ziehen festhalten muß. Schmerz ist somit eine spezifische, auf eine besondere Gattung von Nerven beschränkte Empfindung und darf nicht mit dem Unlust-Gefühlston schlechthin identifiziert werden. Für die Annahme spezifischer, d. h. nur dem Schmerz dienender Nerven enthält dieser Tatbestand keinen Beweispunkt. Von grundsätzlicher Bedeutung ist demgegenüber die Frage, ob Schmerzempfindlichkeit ohne Berührungsempfindlichkeit vor-

---

¹) Ztschr. f. klin. Med. Bd. 74.

kommt. Daß der v. Freysche Befund der an den Schmerzpunkten
fehlenden Berührungsempfindung von mir nicht bestätigt werden
kann, ist oben ausgeführt worden. v. Frey nennt als Körperteile,
welche lediglich Schmerzpunkte in seinem Sinne enthalten, die
Konjunktiva und Kornea, die Zähne und die Glans penis[1]). Später
fügt er noch Knochen und Periost hinzu. Der Sensibilität der
Konjunktiva und Kornea hat er sehr eingehende Untersuchungen
gewidmet. Beim Abtasten dieser Gebilde mit Reizhaaren findet
er bei sich selbst stets rein schmerzhafte, nur in ihrer Intensität
veränderliche Empfindungen. Bei Versuchen seitens anderer
Personen ist v. Frey „von einigen die Angabe gemacht worden,
sie fühlten die Berührung". Dies veranlaßt den genannten Forscher
zu weiteren Ausführungen, von welchen ich bei der Wichtigkeit
gerade dieses Gegenstandes einige wörtlich wiedergebe[2]).

„Damit ist natürlich über den Charakter der Empfindung
nichts präjudiziert, denn es ist in jedermanns Belieben gestellt,
was er unter einer Berührungsempfindung verstehen will. Ich
habe in meinen beiden früheren Mitteilungen die Worte Druck-
und Berührungsempfindung als sich deckende Begriffe gebraucht,
bestreite aber nicht die Berechtigung, dem letzteren Begriffe eine
weitere Bestimmung unterzulegen. Ich behaupte nur, daß die
auf Kornea und Konjunktiva mechanisch erregbaren
Sinnespunkte die Bedeutung von Schmerzpunkten und
nicht von Druckpunkten haben." Er weist nun nach, daß
die charakteristischen Merkmale der Druckpunkte (Schwirren usw.)
fehlen. „Ich muß also schließen, daß auf Kornea und Konjunktiva
die Druckpunkte fehlen oder doch in so verschwindend kleiner
Zahl vorkommen, daß sie für den Charakter der dort auslösbaren
Empfindungen nicht in Betracht kommen. Für die Annahme,
daß diese Orte neben ihrem hochentwickelten Schmerzsinn noch
einen besonderen Berührungssinn besitzen, welcher dann auch
auf der übrigen Haut kaum fehlen dürfte, habe ich keine Anzeichen
finden können und ist mir auch keine überzeugende Beobachtung
bekannt. Gegen eine solche Annahme spricht, daß Berührung
des Auges mit einem feinen Pinsel oder einem Watteflöckchen
qualitativ anders empfunden wird als auf der Haut, wie mir von
allen Beobachtern bestätigt wurde.

---

[1]) Beitr. z. Sinnesphysiol. der Haut 1894/95.
[2]) Beitr. z. Sinnesphysiol. der Haut. 3. Mitteil.

Drückt man mit einem Stäbchen auf die Konjunktiva, so kann neben dem lokalen Schmerz, oder bei Anwendung von Kokain ohne denselben, eine Empfindung besonderer Art ausgelöst werden, welche sich auch ohne direkte Berührung der Konjunktiva hervorrufen läßt, indem man bei geschlossenen Lidern auf den Augapfel drückt. Es handelt sich hierbei um eine nicht von der Oberfläche, sondern aus der Tiefe des Auges kommende dumpf schmerzhafte, nicht lokalisierte Empfindung, auf welche einzugehen hier nicht der Ort ist."

Ich habe die v. Freyschen Angaben in Gemeinschaft mit Prof. Brückner nachgeprüft[1]), mit dem Ergebnis, daß wir dieselben nicht haben bestätigen können. Wir beschränkten uns auf die Kornea, um jede Komplikation durch die Sklera auszuschließen. Wir führten gegenseitige Reizungen mittels zu einer feinen Spitze ausgezogenen Wattebäuschchen, Metallsonden und feiner Reizhaare aus, teils an unbeeinflußter, teils an kokainisierter Hornhaut. Die Reizhaare waren nicht geeicht. Die feineren entsprachen für die Fingerkuppe dem taktilen Schwellenwert; an der Gesichtshaut lösten sie eine leichte kitzelnde Berührungsempfindung aus; die etwas gröberen waren überschwellig. Wir empfanden beide neben dem Schmerz ein taktiles Element, bestehend in einer meist breiteren Druckempfindung, zuweilen so, daß der Schmerz etwas später als diese eintrat. Aber auch reine Berührungsempfindungen wurden wahrgenommen. Die Kategorien der ohne Kokain ausgelösten Empfindungen waren folgende:

1. Gemischte taktil-schmerzhafte Empfindung. Die taktile Empfindung ist meist breit, diffus, der Schmerz mehr umschrieben. Zuweilen kommt der Schmerz nach der Berührungsempfindung zum Bewußtsein.

2. Taktile Empfindung, welche an Schmerz angrenzt. Auch so, daß die Entscheidung über Schmerz unsicher ist.

3. Reiner Schmerz ohne taktiles Element (selten).

4. Reine Berührungs- bzw. Druckempfindung, meist, aber nicht immer mit Unlustbetonung.

Vereinzelt fehlte jede Empfindung.

Nach Anwendung von Kokain wurden folgende Abstufungen der Empfindung beobachtet:

---

[1]) Berliner klin. Wochenschrift 1919. Nr. 52.

1. Keine oder unsichere Empfindung.
2. Reine Berührungsempfindung.
3. Berührungsempfindung mit unangenehmem Gefühlston.
4. Berührungsempfindung mit zweifelhafter Schmerzempfindung.
5. Berührungsempfindung mit Andeutung von Schmerz.
6. Berührungsempfindung mit nachfolgendem Schmerz.
7. Schmerz mit diffuser Berührungsempfindung.
8. Reine Schmerzempfindung (selten).

Bemerkenswert ist ferner, daß die Nachempfindung (bei unbeeinflußter Hornhaut) schmerzhaft, aber in anderen Fällen auch bei schmerzhafter Reizung unterschmerzlich sein kann (drückend, ziehend, spannend).

Aus diesen Beobachtungen geht hervor, daß man der Hornhaut des Auges neben den schmerzvermittelnden auch solche Nerven zuschreiben muß, welche eine unterschmerzliche Berührungs- und Druckempfindung auslösen. Letztere unterscheidet sich freilich qualitativ von der entsprechenden kutanen Empfindung dadurch, daß sie undeutlich lokalisiert, diffus irradiierend und leicht von einem Unlustgefühlston begleitet ist. Aber für das Schmerzproblem ist wesentlich, daß sie eben unterschmerzlich ist. Diese taktile Empfindung wird durch die schmerzhafte verdeckt und überlagert und tritt deutlicher hervor, sobald durch Kokainisierung die Empfindlichkeit herabgesetzt wird.

Unsere Versuche beweisen übrigens an sich nicht, daß die Berührungs- und Schmerzempfindung durch den gleichen Nervenapparat vermittelt wird. Jedoch sollte man erwarten, daß im gegenteiligen Falle wir viel häufiger Punkte mit reiner Schmerzempfindung und solche mit reiner Berührungsempfindung hätten finden müssen. Und erst recht hätte v. Frey bei seinen Untersuchungen mit geeichten Reizhaaren Punkten mit rein taktiler Empfindung begegnen müssen. Es ist also jedenfalls höchst wahrscheinlich, daß es sich an der Kornea um einen einheitlichen Nervenapparat handelte.

Ich möchte hier noch eine Beobachtung anfügen, welche mein Schüler und Mitarbeiter Willy Alexander an sich gemacht hat und die er mir zur Verfügung stellt. Ich teile dieselbe mit seinen eigenen Worten mit: „Infolge einer alten Blepharitis squamosa fallen mir oft Schüppchen und Wimpern auf die Kornea. Um mir dieselben vor dem Spiegel mit der Pinzette selbst entfernen zu können, mußte ich den Korneareflex ausschalten lernen. Ich habe durch Übung den Lidschlag, der in der Norm auf leise Berührung der Hornhaut auftritt, zu unterdrücken gelernt. Er tritt bei mir nur auf, wenn ich durch unvorsichtige Berührung mit der Pinzette Schmerz erzeuge. Ich kann für mich behaupten, daß meine Hornhaut zunächst nur Berührung (mit Kitzelgefühl), erst bei stärkerem Druck Schmerz empfindet."

Ferner verdient Erwähnung, daß es bei Trigeminus-Affektion vorkommt, daß Berührungen der Hornhaut als Druck, aber nicht als Schmerz empfunden werden. Daß die taktilen Empfindungen von anderen Teilen des Auges (Iris usw.) stammen, dürfte nach unseren Untersuchungen ausgeschlossen sein. Ich gebe v. Frey gern zu, daß eigentliche Druckpunkte an der Kornea fehlen mögen, allein nicht darum handelt es sich. v. Frey sieht eben als bewiesen an, daß für die Berührungsempfindung ausschließlich die Druckpunkte in Frage kommen. Er deutet mit Recht an, daß wenn die Hornhaut und Bindehaut des Auges einen besonderen Berührungssinn besäßen, derselbe dann auch auf der übrigen Haut kaum fehlen dürfte. So ist es tatsächlich!

G. Attias (Münchener Augenklinik Eversbusch) beschreibt in einer neueren Arbeit über die Nerven der Hornhaut (Graefes Archiv, Bd. 83, 1912) Endorgane an den Nervenendigungen der menschlichen Hornhaut. Sie sind von eiförmiger Gestalt und lassen zwei Teile, einen proximalen und distalen, erkennen. Letzterer ist kleiner als ersterer, färbt sich stärker mit Methylenblau und scheint mit seiner Kuppe in einer Grube des proximalen Teiles eingebettet zu sein. Die meisten der Hornhautnerven sind mit solchen terminalen Körperchen versehen.

v. Frey nimmt für die Schmerznerven der Haut die frei endigenden Epidermisnerven in Anspruch, während er die verschiedenen Typen der Endkörperchen als für die Druck- bzw. Temperaturpunkte bestimmt ansieht. Wenn die Befunde von Attias richtig sind, so würden die Hornhautnerven auch nach der Art ihrer Endigung mehr zu den taktilen als zu den Schmerznerven gehörig betrachtet werden müssen. v. Frey setzt, wozu er nach den früher über diesen Gegenstand vorliegenden Forschungen berechtigt war, voraus, daß sich in der Kornea ausschließlich freie Nervenendigungen finden (Beitr. z. Sinnesphysiol. III).

Über die Zähne sagt v. Frey (c. l. 3. Mitt., S. 179): „Bekanntlich sind die Zähne ein wichtiges Tastorgan. Hierbei spielen sie aber, wie schon E. H. Weber bemerkt, lediglich die Rolle eines Übertragungsorgans etwa wie die Gehörknöchelchen beim Hören." Der Zahnkeim selbst sei nur der Schmerzempfindung fähig; wenn die Zahnhöhle eröffnet ist oder das Zahnbein durch Retraktion des Zahnfleisches bloßliegt, erregen mechanische, thermische und chemische Reize nur Schmerz; das gleiche gelte für elektrische Reize, zu deren Zuführung sich metallische Plomben eignen.

Auch diese Auffassung vermag ich nicht in vollem Umfange zu teilen. Wenn die Druckempfindungen, welche beim Aufeinanderdrücken der Zahnreihen entstehen, nicht durch die Zahnnerven vermittelt werden, so müssen sie von den Kiefernerven stammen, womit bewiesen wäre, daß die Knochen Träger von Druckempfindungen sein können, also nicht ausschließlich zu Schmerzempfindungen befähigt sind.

Aber hiervon abgesehen: Kälte- und Wärmereize, auf die Zähne appliziert, erzeugen bei mir nicht bloß schmerzhafte, sondern bei zweckmäßiger Abstufung auch unterschmerzliche Empfindungen in den Zähnen. Dies geschieht ebensowohl beim Einnehmen von kaltem bzw. warmem oder heißem Wasser in den Mund wie beim Anlegen einer gekühlten Metallkugel (sog. Mandelquetscher) an den Zahn bzw. an Zahnplomben. Es treten bei vorsichtiger Abmessung ziehende, bohrende, nagende, bebende nachhaltende Empfindungen ein, welche tief im Zahn lokalisiert werden. Es kommt gelegentlich zu aufblitzenden Schmerzen, welche aber sofort zu unterschmerzlichen Empfindungen abklingen. Letztere sind wohl als fremdartig, unbehaglich, bei stärkeren Graden als unangenehm zu bezeichnen, halten sich aber — und das ist der springende Punkt — unter der Schmerzgrenze. An den gereizten Zähnen bleibt für einige Zeit eine Überempfindlichkeit zurück, welche zur Folge hat, daß ein leichtes Aufeinanderdrücken der Kiefer, das sonst kaum empfunden wird, eine merkliche, ziehendspannende, bei stärkerem Andrücken gelegentlich an Schmerz angrenzende Empfindung erzeugt. Auch hiernach bleibt eine abklingende, zuweilen vorübergehend bis zum leicht Schmerzhaften anschwellende Nachempfindung zurück. Diese Überempfindlichkeit spricht übrigens sehr dafür, daß auch die normale Druckempfindung beim Aufeinanderpressen der Zähne durch die Zahnnerven vermittelt wird. Alles in allem auch hier wie an der Kornea Mischung und enges Aneinandergrenzen von unterschmerzlichen und schmerzlichen Empfindungen und die Möglichkeit, ganz schmerzfreie Empfindungen zu erzeugen.

Auch die Applikation des faradischen Stromes an plombierten

Zähnen erzeugt bei mir bei zweckmäßiger Abstufung desselben unterschmerzliche Empfindungen bohrenden Charakters.

Zu den Teilen, welche bei fehlender Druckempfindlichkeit schmerzempfindlich sein sollen, zählt v. Frey auch die Glans penis. Nach meinen Untersuchungen vermag ich auch diese Angabe nicht zu bestätigen. Die spitze Berührung der Glans wird bei zweckmäßiger Abmessung als unterschmerzlich, freilich als von etwas eigenartiger Qualität und mit einem leicht unangenehm werdenden Gefühlston versehen empfunden. Bei öfter wiederholter Reizung verliert sich übrigens dieser fremdartig-unangenehme Charakter. Es ist richtig, daß die Schmerzschwelle rasch erreicht wird. Ganz entsprechend sind meine Ergebnisse bei faradischer Reizung. Es gelingt eine ganz unterschmerzliche Empfindung zu erzeugen, welche bei geringer Stromverstärkung unangenehm und bei weiterer minimaler Verstärkung schmerzhaft wird.

Der Knochenhaut und den Knochen spricht v. Frey gleichfalls nur die Fähigkeit der Schmerzempfindung zu. Über die faradische Reizung der Knochennerven sagt er[1]): „Tastet man mit der Elektrode die Knochenvorsprünge ab, so findet man Stellen, an denen ein eigentümlich dumpfer tiefdringender Schmerz entsteht, der sich nur vergleichen läßt mit der Empfindung beim Stoß gegen den Knochen. Die Empfindung ist sehr unlustbetont und es bedarf nur einer geringen Verstärkung des Stroms, um sie zu unleidlicher, den Atem benehmender Mächtigkeit anschwellen zu lassen." Die Betrachtung am Skelett zeigt, daß den betreffenden Stellen Öffnungen von Knochenkanälen entsprechen, in welche außer den Gefäßen offenbar auch Nerven eintreten. An einer anderen Stelle[2]) sagt er: „Ob die Nerven des Knochens überhaupt noch andere Empfindungen vermitteln als die des Schmerzes, ist nicht bekannt."

Auch was sonst über die Knochen- und Periost-Sensibilität bekannt geworden ist, scheint dafür zu sprechen, daß diesen Gebilden ausschließlich eine Schmerzhaftigkeit zukommt.

Die älteren Angaben übergehend führe ich an, daß Lennander das Periost und die Gelenkkapseln schmerzempfindlich, den

---

[1]) Physiol. Versuche über das Vibrationsgefühl. Ztschr. f. Biol. Bd. 65.

[2]) Ein einfacher Versuch zum Nachweis des Kraftsinns. Würzburger Sitzungsber. 15./1. 1917.

Knochen selbst, das Knochenmark, die Gelenk- und Epiphysen-
knorpel schmerzlos fand. Sehr eingehende Untersuchungen liegen
von Nyström[1]) vor. Er meint mit Lennander und Bloch,
daß die Gelenkknorpel jeder Art von Sensibilität entbehren. Das
Periost findet er schmerzhaft. Die große Markhöhle der Tibia
und des Femur enthalten gleichfalls Schmerznerven. Ebenso aber
spärlich die Spongiosa in der unteren Metaphyse und Epiphyse
des Humerus, im oberen Ende der Ulna, oberen Epiphyse und
Metaphyse der Tibia sowie in ihrer unteren Metaphyse und in den
Fingerphalangen. Eine andere Empfindung als Schmerz konnte
bei den Versuchen weder am Periost noch am Knochen noch am
Mark ausgelöst werden. Nyström hat nicht bloß an Operierten,
sondern an sich selbst Untersuchungen angestellt. Er ließ sich
an der Tibia die Knochenhaut einschneiden und ablösen, was
einen diffusen, plumpen, tiefliegenden Schmerz verursachte. Eine
Berührungsempfindung war nicht festzustellen, vielmehr erzeugte
die Berührung der Ränder des abgelösten Periost sofort Schmerz.
Die freigelegte Knochenfläche war gegen Nadelstiche unempfindlich. Es wurde ein Loch von 2 mm Lichtung gebohrt; bis zu 5 mm
Tiefe entstand nicht die geringste Empfindung. Sodann trat ein
zunehmender Schmerz (tief innen sitzendes Wehgefühl) auf, mit
akuter Steigerung beim Eintauchen in die Markhöhle. Aber der
Schmerz war viel geringer als der Periostschmerz. Es wurde nunmehr eine Stopfnadel eingeführt und gegen die Innenseite der
entgegengesetzten Corticalis-Wand gedrückt, wobei ein starker
Schmerz entstand. Ein ähnlicher Eingriff wurde an der Tibia
dicht oberhalb des Knöchels vorgenommen, wobei sich die
Spongiosa schmerzhaft zeigte.

Diese verdienstvollen Untersuchungen beweisen die Schmerzempfindlichkeit der genannten Organe, aber nicht, daß die betreffenden Nerven jeder unterschmerzlichen Empfindung er-
mangeln. Denn die Eingriffe waren destruierender Art und konnten
naturgemäß nur diejenige Empfindungsqualität auslösen, mit
welcher sensible Nerven auf verletzende und zerstörende Reize
zu antworten pflegen. Dazu kommt, daß durch die schmerzhaften Eingriffe doch wahrscheinlich die Erregbarkeit (analog
meinem Klemmversuch) im Sinne der Hyperalgesie mit gleichzeitiger Hypästhesie verändert worden war.

---

[1]) Ztschr. f. Chir. Bd. 142. 1914.

Das gleiche ist zu sagen bezüglich einer Beobachtung von Lotsch[1]). Derselbe sah bei Kaninchenversuchen, welche zu anderen Zwecken als Sensibilitätsprüfungen unternommen wurden, daß die narkotisierten Tiere beim Einführen eines Drahtes in das Knochenmark der Röhrenknochen und beim Ausspülen desselben fast regelmäßig stark zusammenzuckten; einige begannen sogar zu klagen, während sie von Haut- und Periostschnitten sowie der Knochenanbohrung nichts merkten.

Ich kann die v. Freysche Schilderung des Ergebnisses der Knochenfaradisation (s. oben) durchaus bestätigen; nur mit dem Unterschiede, daß ich bei vorsichtiger Stromabmessung eine bohrend-pressende, in die Tiefe gehende, aber noch unterschmerzliche Empfindung wahrnehme, welche freilich schon bei geringer Stromverstärkung in die von v. Frey treffend geschilderte Schmerzempfindung übergeht. Das Verhältnis ist somit ähnlich wie bei den Zähnen und der Glans penis.

Zum Versuch eignet sich besonders das Schienbein und die Kniescheibe. Die faradisch feststellbaren Punkte der Knochenschmerzhaftigkeit sind auch auf Druck schmerzhaft. Um Hautempfindungen und insonderheit das störende Schwirren, welches v. Frey mit Recht auf die Druckpunkte der Haut bezieht, auszuschalten, habe ich an meiner linken Kniescheibe am äußeren und inneren Rande die Gegend der Eintrittsstellen der sensiblen Knochennerven durch Novokain-Suprarenin-Injektionen anästhesiert. An den beiden anästhetischen Gebieten wurden kleine Elektroden angesetzt. Ich empfand das peinvolle tiefe Bohren ohne jedes Schwirren; bei vorsichtiger Abmessung des Stromes erhielt ich eine von eigentlichem Schmerz freie tiefe pressend-spannende Empfindung, ganz so lokalisiert wie die schmerzhafte, in die Tiefe und Breite gehend ohne irgendwelche scharfe Begrenzung; eine geringe Verminderung der Stromstärke genügte, um die Knochenempfindung verschwinden zu machen, eine geringe Steigerung, um den Schmerz zu entfachen.

Auch sonst spricht manches für das Vorhandensein unterschmerzlicher Sensationen am Knochen. Ich konnte mich mehrfach überzeugen, daß bei Resezierten ein leichtes Anstoßen mit einer Sonde an das Knochenende als tiefer diffuser Stoß wahr-

---

[1]) Über generalisierte Ostitis fibrosa. Arch. f. klin. Chir. 1916.

genommen wurde; eine Wahrnehmung durch das Gehörorgan war dabei ausgeschlossen.

Bei Untersuchungen über die Sensibilität der Gelenkenden[1] habe ich beobachtet, daß vom Knochen und Knochenmark aus beim Kaninchen Atmungsreflexe zu erzielen sind; es bestand keine Veranlassung anzunehmen, daß die betreffenden Reize vom Tier als schmerzhaft empfunden wurden.

Für das Vorhandensein von Druckempfindungen am Periost spricht die außerordentliche Andauer der Empfindung des harten Druckes, welches wie folgender Versuch zeigt, auch bei Anästhesierung der Haut bestehen bleibt[2].

Ich erzeugte an der Streckfläche des Metakarpo-Phalangealgelenkes meines linken Daumens durch intrakutane Novokaininjektion eine anästhetische Quaddel. Die Druckempfindung der Haut erschien aufgehoben, bei tieferem Eindruck jedoch kam die Empfindung des Festen und Harten, welche man beim Druck auf den Knochen hat, deutlich zustande, und ich vermochte auch Druckunterschiede wahrzunehmen. In der Gesamtqualität wich die Empfindung freilich wegen des Fehlens der kutanen Komponente von derjenigen in der Umgebung ab, und die Wahrnehmung der Härte erschien auch im Vergleich zu dieser etwas gemildert. Nach mehrfachen, tiefen Eindrücken schwächte sich die Härteempfindung noch mehr ab, offenbar weil die anästhesierende Flüssigkeit mechanisch in das Periost eingepreßt wurde; aber sie blieb immerhin merklich bestehen.

Für das Vorhandensein tieferer Druckempfindungen, speziell am Periost, spricht auch die außerordentliche Persistenz der Empfindung des Knochendruckes.

v. Frey leugnet das Bestehen eines tiefen Drucksinnes sowohl im Sinne von Head wie von v. Strümpell, nimmt aber einen tiefen Schmerzsinn an (dumpfer tiefer Schmerz, der Cutis und den tieferen Organen zugehörig, im Gegensatz zu dem oberflächlichen „hellen" [Becher] Epithel- oder Epidermisschmerz). Head hatte bemerkt, daß er an seiner durch die vorgenommene Durchschneidung des R. superficialis nervi radialis und des N. cutan. antibrach. later. gelähmten Haut Drucke (Finger, Bleistift usw.) wahrnahm. Er schloß hieraus, daß schwache Druck-

---

[1] Verhandl. d. physiol. Ges. zu Berlin 1890.
[2] Weitere Mitteilungen usw.

reize durch das oberflächliche „epikritische" Drucknervensystem, stärkere durch das tiefe „protopathische" System (Muskelsensibilität) wahrgenommen würden. v. Strümpell ging noch weiter. Er schreibt der Haut nur eine Berührungsempfindlichkeit zu, während die eigentlichen Druckempfindungen durch die tieferen Gewebe, besonders die Muskeln vermittelt werden sollen. v. Frey hat Head gegenüber wahrscheinlich gemacht, daß die Druckempfindung bei oberflächlicher Anästhesie dadurch zustande komme, daß die Deformation sich bis auf die normal-empfindende Haut fortleitet. Auch gegen v. Strümpell erhebt v. Frey Einwendungen. Ich schließe mich letzteren an und habe in „Weitere Mitteilungen usw." einige bezügliche Versuche beschrieben. Auch die Fälle v. Strümpells von partieller Empfindungslähmung beweisen meines Erachtens nicht das, was dieser Kliniker aus ihnen ableitet.

Wohl aber existieren außer den spezifischen Drucksinnesnerven der Haut, welche in den Druckpunkten endigen, nicht bloß oberflächlich, sondern auch in der Tiefe, im subkutanen Gewebe, sowie an Faszien, Muskelüberzügen, Periost usw. Nerven, welche mechanisch gereizt eine dumpfe druckähnliche — bei höherer Reizung schmerzhafte Empfindung ergeben. Meines Erachtens hat v. Strümpell unrecht, wenn er den Drucksinn den tieferen Gebilden reserviert, und hat v. Frey unrecht, wenn er letzteren nur das Vermögen der „dumpfen tiefen Schmerzempfindung" zuschreibt. Es war oben bereits darauf hingewiesen worden, daß dieser Forscher bezüglich der von ihm als schmerzhaft angesprochenen Tiefen-Sensationen nicht ganz konsequent ist. Seine Beschreibung und Umgrenzung des von ihm so genannten Tiefenschmerzes ist nicht hinreichend präzis (s. S. 22). Er ist geneigt, den Nervi nervorum die Vermittlung des Tiefenschmerzes zuzuschreiben[1]). Abkühlung oberflächlich gelegener Nervenstämme erzeugt dumpfen Tiefenschmerz; Druck auf regenerierende Nervenstämme ist schmerzhaft.

Es ist unbedingt richtig, daß die Schmerzhaftigkeit der Nervenstämme auf den Nervi nervorum beruht. Aber es ist nicht wahrscheinlich, daß dieselben ausschließlich aus Schmerzfasern bestehen, wie v. Frey annimmt. Wie bereits oben bemerkt, läßt

---

[1]) Einige Beob. an Nervenverletzten. Sitzungsber. 8./2. 1917.

sich durch abgemessenen Druck auf einen Nervenstamm eine örtliche unterschmerzliche Empfindung erzeugen, welche freilich sehr leicht in Schmerz übergeht. Bemerkenswert ist, daß der örtliche durch Nervendruck erzeugte Schmerz eine oft langdauernde, an derselben Stelle in der Tiefe gefühlte unterschmerzliche Druck- und Spannungsempfindung hinterläßt. — An einer anderen Stelle schreibt v. Frey den tieferen Schichten der Haut (vielleicht den Hautgefäßnerven) eine Schmerzempfindlichkeit zu[1]).

Die Gründe, welche v. Frey und sein Schüler Hacker gegen das Bestehen einer tiefen Druckempfindung anführen, sind nicht völlig beweiskräftig. Head hatte gefunden, daß er an seiner anästhetischen Haut Druck empfand und v. Frey zeigte, daß sich dies durch Fortleitung der Deformation auf die normale Umgebung erkläre, indem er nachwies, daß an seiner eigenen Hautregion mit gestörter Innervation sowie an einer solchen von Hacker Zugreize stärker wirkten als Druckreize; auch konnte er das Übergreifen der Deformation auf die benachbarte nervengesunde Haut beobachten. Aber immerhin beweist dieser Versuch nur, daß Druck- und Zugreize sich auf die Nachbarschaft übertragen können und daß ihre Wahrnehmung daher trotz örtlicher Sensibilitätsstörung möglich ist. Er beweist aber nicht, daß nicht auch eine Tiefensensibilität vorhanden sein kann, welche uns unterschmerzliche dumpfe Druck-, Zug-, Spannungsempfindungen usw. zukommen läßt.

Hacker macht einen Versuch, welcher zeigen soll, daß die anästhetische Stelle an seinem Oberschenkel ihre Druckempfindlichkeit und ihr Lokalisationsvermögen der umgebenden normalen Haut verdanke. Er ließ mittels Chloräthyl die umgebende Haut in einer Breite von 3—5 cm durchfrieren, so daß die gelähmte Fläche (etwa 3 qcm groß) vollständig von einem Ring durchfrorener Haut eingeschlossen war. Er fand nunmehr die Druckschwelle erheblich höher. Aber dies Ergebnis kann ebensogut dadurch bedingt gewesen sein, daß die Erfrierung einen anästhesierenden Einfluß auf die eingeschlossene Stelle selbst ausgeübt hat. Ich habe mich davon überzeugt, daß dies nicht bloß eine Vermutung ist. Ich umzeichnete an meinem Unterarm eine Stelle von der Größe und Form des hypästhetischen Gebietes von Hacker

---

[1]) Beob. an Hautflächen mit geschädigter Innervation. Ztschr. f. Biol. Bd. 63.

und ließ es in entsprechender Weise, während die Stelle geschützt wurde ringsherum mit Chloräthyl behandeln. Die oberflächliche Sensibilität war innerhalb der umschlossenen Stelle für alle Qualitäten stark herabgesetzt. Tiefer Druck mit einem Bleistift wurde dabei deutlicher empfunden als an dem vereisten Ring selbst.

Übrigens gibt v. Frey zu, daß am Muskel und an den Faszien druckempfindliche Nerven existieren. Ich führe wegen der prinzipiellen Wichtigkeit dieses Gegenstandes seine Äußerung wörtlich an[1]): „Faßt man einen Muskel mit festem Griff, knetet und streicht ihn, so erhält man Empfindungen, die man der Art des Reizes nach als Druckempfindungen bezeichnen mag, die aber besser Spannungsempfindungen genannt werden, da es vermutlich nur die Spannung der gekneteten Faser ist, die zur Nervenerregung führt. Es ist ferner nicht ausgeschlossen, daß auch die in den Faszien nachgewiesenen Nerven an dieser Empfindung beteiligt sind. Wie stumpf und wenig ergiebig in sinnesphysiologischer Beziehung diese Empfindungen sind, lehrt eben das Verhalten entnervter Hautflächen, die ihre Druckempfindlichkeit und ihr Lokalisationsvermögen von der normalen Nachbarschaft erborgen müssen." Obwohl also hier das Vorhandensein von wenn auch noch so stumpfen Tiefendruckempfindungen zugegeben wird, soll der „dumpfe tiefe Schmerz" mit ihnen nichts zu tun haben, sondern von spezifischen Schmerzfasern stammen. Auch die Sehnen besitzen nach v. Freys Feststellungen Nerven, welche der Wahrnehmung der Spannungen dienen, also doch auch durch mechanische Reize erregt werden. Daneben schreibt ihnen v. Frey aber, ebenso wie den Muskeln, noch Schmerznerven zu. Mit einem Wort: die tieferen Gebilde besitzen mechanisch erregbare sensible Nerven und auch ein mechanisch auslösbares Schmerzgefühl. Aber dieses hat mit jenen nichts zu tun! Wir vermissen hier wirklich fast ganz den Beweis für eine so unwahrscheinliche Auffassung. Um so unwahrscheinlicher, als es eine einfach graduelle Steigerung des Reizes ist, welche die tiefe dumpfe Druckempfindung in den tiefen dumpfen Schmerz überführt. Die für die Sonderung der Druck- und Schmerznerven bei der oberflächlichen Sensibilität beigebrachten Beweispunkte der diskontinuierlichen Anordnung

---

[1]) Beob. an Hautflächen usw. S. 361.

usw. kommen zudem für die tiefe Druck- und Schmerzempfindung in Wegfall.

Unzweifelhaft ist die oberflächliche und die tiefe Schmerzhaftigkeit in gewisser Hinsicht zu sondern. Die oberflächliche Hautschicht zeichnet sich durch eine ganz besonders lebhafte Schmerzempfindlichkeit aus. Auch pathologisch kommt eine oberflächliche Hyperalgesie isoliert vor. So findet sich bei Tabes dorsalis zuweilen eine derartige Hyperalgesie an einem gürtelförmigen Gebiet des Rumpfes, daß die leichteste Berührung schmerzhaft empfunden wird, während stärkerer Druck keine Spur von Schmerz, ja sogar eine denselben dämpfende Empfindung auslöst. Ähnliches sah ich bei syphilitischer Spinal-Meningitis. Übrigens besteht dabei wie es scheint stets auch eine Hyperästhesie unterschmerzlicher Art, so daß die leichten Berührungen auch ein sehr unangenehmes ausstrahlendes Kriebeln u. dgl. erzeugen. Bei peripherisch bedingter Hyperalgesie verhalten sich jedoch die Dinge anders und zwar sowohl unter pathologischen Bedingungen wie bei experimenteller Erzeugung. Wenn man die Haut mittels der Klemme so vorsichtig faßt, daß die Abhebung derselben vom tieferen Gewebe minimal ist, wobei eine nennenswerte Reizung der Subkutis nicht zustande kommen kann, so tritt die Hyperalgesie im Gebiete der Tiefensensibilität trotzdem auf[1]).

XI. Viszerale Sensibilität.

Auch die Forschungen über die Sensibilität der Eingeweide sind der Lehre von den spezifischen Schmerznerven wenig günstig. Von vielen Forschern wird dem viszeralen Sympathikus das Vermögen Schmerz zu empfinden abgesprochen. Demselben sollen nur unmerkliche reflektorische und regulierende Funktionen zukommen, also auch keine Druckempfindungen. Wäre dies richtig, so könnte daraus kein Beweismoment zugunsten der Schmerznervenlehre abgeleitet werden. Nun steht die Frage zurzeit so, daß wahrscheinlich dem viszeralen Sympathikus doch Schmerzempfindlichkeit zukommt, welche aber nur unter krankhaften Bedingungen hervortritt. Dies spricht geradezu gegen spezifische Schmerznerven, denn es ist ein Unding anzunehmen, daß ein

---

[1]) Vgl. Näheres hierüber in: Über Irradiation und Hyperästhesie. Arch. f. d. ges. Physiol. Bd. 165.

Nervenapparat existiere, welcher dazu bestimmt sei, unter physiologischen Verhältnissen gänzlich untätig zu sein und erst unter pathologischen Bedingungen erregt zu werden. Indem ich die älteren divergierenden Angaben übergehe, verweise ich auf die bekannten und Aufsehen erregenden Angaben von Lennander[1]), welcher auf Grund von Beobachtungen bei Operationen ohne Narkose den Satz aufstellte, daß alle Organe, welche nur vom N. sympathicus oder N. vagus, nach dem Abgange des N. recurrens, Nerven erhalten, keinen der bekannten Gefühlssinne: Schmerz-, Druck-, Kälte- und Wärmesinn besitzen. Die klinisch im Bereich der betreffenden Organe zu beobachtenden Schmerzen rühren davon her, daß in irgendeiner Weise die mit spinalen Nerven versehenen Pleura parietalis und Peritoneum parietale in Mitleidenschaft gezogen werden.

Seine Beobachtungen wurden von Wilms, Kölliker und anderen Chirurgen bestätigt. Auch Bier beobachtete, daß Quetschen, Brennen, Schneiden und Stechen am Darme keinen Schmerz hervorruft; jedoch fand er Lösung von Verwachsungen stets, Abbinden des Mesenteriums meist recht empfindlich[2]).

L. R. Müller hat gegen diese Lehre Widerspruch erhoben, weniger gegen die Beobachtungen an sich als gegen ihre Deutung. Ich selbst habe, gestützt auf die Angaben von Buch, Buerger und Churchman und a. die Ansicht ausgesprochen und wahrscheinlich zu machen gesucht, daß die Schmerzempfindlichkeit, welche man pathologisch im Sympathatikusgebiet beobachtet, auf einer Umstimmung des Nervengeflechtes im Sinne der Hyperästhesie beruht[3]). Ich möchte an dieser Stelle noch einmal betonen, daß der negative Ausfall der vorgenommenen Reize wie Quetschen, Brennen usw. noch nichts gegen eine vorhandene Schmerzempfindlichkeit beweist. Wilms spottet zwar über die „adäquate Reizung“, aber ich möchte nur auf die eine Tatsache hinweisen, daß die oberflächliche Hautschicht von sehr schmerzempfindlichen Nerven wimmelt, welche bei leichter punktförmiger Reizung Schmerz entstehen lassen, während breiterer Druck, Erheben und Pressen einer Hautfalte nicht schmerzhaft sind. Es kommt also doch in hohem Grade auf die Art der Reizung — in

---

1) Mitteil. aus d. Grenzgebieten Bd. 16.
2) Virchows Archiv Bd. 153. S. 465. 1898.
3) Deutsche Ztschr. f. Chir. Bd. 95. 1908.

diesem Falle die am Nervenende lokalisierte mechanische Deformierung — an. Den Ausdruck „adäquate" Reizung habe ich übrigens für die Schmerzreizung nicht angewendet. In der betreffenden Arbeit[1] berichtet Wilms zudem, daß er am Mesenterium des Darms sensible Fasern gefunden habe, welche verschieden weit nach dem Darm zu gehen; bei manchen Menschen erreichen sie fast den Darm (2—3 cm Distanz). Am weitesten nähern sie sich im Verlauf der Gefäße dem Darmkanal. Durch die Dehnung dieser Nerven komme der Kolikschmerz zustande.

Die chirurgischen Beobachtungen wurden von Meltzer und Kast[2] bestritten; sie fanden bei Hunden und Katzen an normalen Bauchorganen Schmerzempfindlichkeit, welche an entzündeten erhöht ist. Sie beziehen die gegenteiligen Beobachtungen darauf, daß die Kokainanwendung, auch nur zur Eröffnung der Bauchdecken, die Schmerzempfindlichkeit herabgesetzt bzw. aufgehoben habe. Die Meltzer-Kastschen Versuche sind zum Teil bestritten, zum Teil bestätigt worden. So fand Ritter[3] bei Hunden deutliche Schmerzempfindlichkeit der Bauchorgane, sah auch beim Menschen in zwei Fällen ohne Narkose Schmerzgefühl des Darms.

Alfred Neumann[4] fand am Frosch, daß durch Reizung der Eingeweide bei sorgfältiger Vermeidung von Zerrung der Mesenterien, bzw. der Aufhängebänder und des Peritoneum parietale eigenartige Reflexbewegungen zu erzielen sind, welche nach Durchschneidung des N. splanchnicus aufhören. Ebenso scheint der Lungen-Vagus sensible Fasern zu führen. Verf. ist geneigt, auch für die Säugetiere zu folgern, daß der Splanchnikus sensible Fasern enthält, da der Frosch-Sympathikus ähnlich gebaut ist wie derjenige der Säuger. Neumann fand ferner, daß auch der auf einer gewissen Strecke vom Mesenterium entblößte Darm sensibel ist und daß die Leitung nur oralwärts stattfindet. Da die Empfindlichkeit nach Entfernung der oberflächlichen, die Quermuskelschicht bedeckenden Längsmuskulatur fehlt, so schließt er, daß sie wahrscheinlich im Auerbachschen Plexus stattfindet. Er hat seine Versuche auch am Hunde mit gleichem Erfolge wiederholt

---

[1] Deutsche Ztschr. f. Chir. Bd. 100. 1909.
[2] Berliner klin. Wochenschrift 1907. Mitteil. a. d. Grenzgebieten Bd. 19. 1909.
[3] Zentralbl. f. Chir. 1908. Nr. 20.
[4] Zentralbl. f. Physiol. Bd. 24 u. 25. 1911.

und dabei wie Ritter auch Schmerzäußerungen erzielt. Die Hunde waren nach der Angabe von Ritter so morphinisiert, daß sie sich ruhig und wie schlafend verhielten, auf schmerzhafte Reize aber doch reagierten.

Ein erschöpfendes Referat über die Frage der Sensibilität der inneren Organe hat Neumann in dem Zentralblatt für die Grenzgebiete 1910 gegeben. Er kommt zu dem Schlusse, daß Sensibilität der inneren Organe anzunehmen ist. Meine Theorie der krankhaften Umstimmung kann hierdurch nur gestützt werden, mit der Modifikation, daß auch physiologisch Schmerzempfindlichkeit in örtlich verschiedener Ausprägung vorhanden ist, welche unter pathologischen Bedingungen eine erhebliche Steigerung und Ausbreitung erfährt. Der durch meinen Klemmversuch erbrachte Nachweis, daß eine örtlich umschriebene Reizung einen umfangreichen Bezirk in Hyperalgesie zu versetzen vermag, kann diese Theorie gleichfalls unterstützen.

Auch wenn die Dinge so liegen sollten, ist die Annahme, daß die sympathischen Nerven lediglich Schmerznerven führen, abzulehnen. Das Widersinnige dieser Voraussetzung bliebe bestehen. Es ist sehr wahrscheinlich, daß die schmerzempfindlichen Nerven dieselben sind, wie die reflexauslösenden. Die viszeralen Nerven sind unzweifelhaft auch unterschmerzlicher Erregungen fähig. Soll man zwei sensible Systeme für die Eingeweide annehmen?

Viszerale unterschmerzliche Empfindungen finden sich z. B. an der Speiseröhre. Füllt man mittels Brausepulver den Magen mit Kohlensäure, so bemerkt man in der Magengegend, vielleicht an der Kardia eigentümliche in der Richtung der Speiseröhre nach oben strahlende Empfindungen, welche man nach ihrem Grade als Druck, Nagen, Kratzen, Brennen, Prickeln bezeichnen kann. Sie treten in verstärktem Maße beim Aufstoßen der Kohlensäure auf und können dann eine leicht schmerzliche Färbung erhalten, wozu ein säuerlicher Geschmack und ein Stechen in der Nase sich hinzugesellen können.

Beim Sodbrennen können die Speiseröhrenempfindungen schmerzhaft werden. Gehören jene unterschmerzlichen Empfindungen einem anderen Nervenapparate an als die schmerzhaften?

Werden die Empfindungen von Magendruck, Völlegefühl, Spannung usw. im Magen, welche wahrscheinlich auf krankhaften Spannungszuständen der Magenmuskulatur bzw. auf Dehnungen

4*

der Magenwandung beruhen, durch andere Nerven zugeleitet als
die durch Krämpfe der Magenmuskulatur (beim Magengeschwür)
bedingten Schmerzen[1]?

Desgleichen findet sich bei Darmerkrankungen verschiedener
Art dieses beständige Nebeneinander von unterschmerzlichen und
schmerzlichen Empfindungen: Druck, Spannung, Gefühl des Zu-
sammenziehens, sich steigernd zu einer wehen ziehenden, quetschenden Empfindung und weiterhin zum kneifenden Schmerz.
Alle Übergänge sind vertreten und spielen wechselnd ineinander
über. Wie gezwungen wäre es, das gleichzeitige Erregtsein von
schmerzlosen tiefen Drucknerven und der Druckempfindung baren
Schmerznerven anzunehmen!

Bei der nervösen Dyspepsie empfindet der Kranke Magen- und
Darmbewegungen, wohl auch sekretorische Vorgänge, welche
normalerweise unter der Schwelle des Bewußtseins ablaufen.
Es besteht hier jedenfalls eine Art von Hyperästhesie. Die krankhaften Empfindungen, von denen diese Patienten geplagt werden,
sind nun teils schmerzhafter, größtenteils aber unterschmerzlicher,
wenn auch sehr unangenehmer Art.

Nach R. Zimmermann[2] empfindet das Rektum Druck-
differenzen, keinen Schmerz. Die Speiseröhre ist in ihrem oberen
Teile für mechanische und elektrische Reize empfindlich, in ihrer
ganzen Länge für Druckunterschiede. Der Magen empfindet
seinen Füllungszustand sowie Druckunterschiede. An der Blase
wird starke Füllung wahrgenommen, galvanische Reizung bereitet
Schmerz. Bei Blasenektopie werden gröbere Berührungen empfunden, elektrische Reizung ist schmerzhaft.

Unter pathologischen Bedingungen können alle diese Teile
den Ausgangspunkt heftiger Schmerzen bilden. Soll man ihnen
neben den unterschmerzliche Empfindungen vermittelnden Ge-
meingefühlsnerven noch spezifische Schmerznerven zuerkennen?

Die Frage der viszeralen Sensibilität leitet zu einer Besprechung
der mit ihr in Zusammenhang stehenden Reflexhyperästhesie
der Haut über.

Die Hyperästhesien der Haut ohne erkennbare anatomische
Erkrankung des Nervensystems oder der Meningen wurden von
den älteren Klinikern ausschließlich als Symptome der Hysterie

---

[1] Vgl. L. R. Müller, Münchener med. Wochenschrift 21. 1919.
[2] Mitteil. a. d. Grenzgebieten Bd. 20. 1909.

und Neurasthenie angesehen. Brodie beschrieb 1837 die Hyperästhesie der Haut bei örtlichen hysterischen Affektionen wie
Arthralgien usw. Briquet wies in seinem Traité de l'Hysterie
(1859) auf die Rhachialgie, Epigastralgie, Pleuralgie der Hysterischen hin, wobei er insbesondere die tiefe Hyperästhesie, nicht
die der Haut im Auge hatte. Trousseau legte besonderen Wert
auf die Überempfindlichkeit der Gegend der Dornfortsätze (Points
apophysaires), z. B. bei Trigeminus-Neuralgie am zweiten und
dritten Halswirbel.

Die Hyperästhesien der Brust- und Bauchwand pflegten teils
als Ausdruck von Interkostalneuralgien teils als Symptome von
Neurasthenie angesehen zu werden. Eine ganz neue Auffassung
brachte C. Lange[1]). Er kritisierte die Lehre von der Neurasthenie
und sagte, daß die Schmerzen bei Viszeral- (z. B. Magen-) Erkrankungen in den äußeren Bedeckungen lokalisiert werden, weil
die Erregungen nach dem Rückenmark geleitet werden und von
hier aus auf die Bauchnerven irradiieren.

Seine Lehre fand jedoch keine Beachtung. Ähnliche Be-
trachtungen stellte Roß an (Brain 1888), ohne übrigens die oberflächliche Hyperästhesie zu erwähnen. Dann erschienen die Aufsehen erregenden Mitteilungen von Henry Head (Brain 1893—96).
Er fand die hyperästhetischen Zonen der Haut je nach dem erkrankten Organ von bestimmter Lage und Ausdehnung. Sie entsprachen den Zonen des Herpes Zoster und der Verbreitung der
hinteren Wurzeln (Sherrington) bzw. den Gebieten der Rücken-
markssegmente. Es verdient hier Erwähnung, daß, zwar später
als Head aber unabhängig von diesem Autor, Faber in Kopen-
hagen Reflexhyperästhesien der Haut bei Verdauungskrankheiten
(29 Fälle) beobachtet hat[2]). Seine Felder entsprechen vielfach
aber nicht immer den Headschen Zonen. Heads Lehre, welche
zur Anerkennung gelangt ist, lautet in Kürze dahin: Ein von den
Eingeweiden ausgehender Schmerzreiz wird wegen der Unempfindlichkeit jener und da infolge dieses Empfindungsmangels unser
Lokalisationsvermögen in bezug auf die viszeralen Erregungen
nicht ausgebildet ist, nicht dort empfunden, wo er wirklich ein-
wirkt und zustande kommt, sondern als „referred pain", indem

---

[1]) Vorlesungen über die allgem. Pathol. des Rückenmarks. Kopen-
hagen 1871/76.

[2]) Deutsches Arch. f. klin. Med. Bd. 65. 1900.

die sensiblen Nerven der Eingeweide zu bestimmten Segmenten des Rückenmarkes ziehen und dort mit den schmerzleitenden spinalen Nerven, welche von der Haut kommen, in Beziehung treten.

Von den Autoren, welche die Headschen Beobachtungen nachgeprüft haben, verdient Kast[1]) Erwähnung. Er fand, daß die Hyperästhesie sich nicht bloß auf den Schmerz, wie Head angegeben hatte, sondern auch auf die Berührungsempfindung erstreckt. Ob die Abgrenzung der Headschen Bezirke wirklich eine so strikt segmentale ist, was Mackenzie bestreitet, möge hier unerörtert bleiben. Sicherlich besteht die Headsche Grundanschauung zu Recht.

Die Kastsche Erfahrung kann ich durchaus bestätigen. Im Grunde geht schon aus den Headschen Angaben das gleiche hervor. Wenn dieser Forscher sagt, daß im hyperästhetischen Gebiet Berührung mit einem Stecknadelkopf als scharf empfunden wird, so kann man dies keineswegs auf eine Erhöhung der Schmerzempfindlichkeit beziehen; die scharfe Empfindung ist nicht notwendig eine schmerzhafte, sondern beruht auf einer Überempfindlichkeit der taktilen Nerven.

Welche Bedeutung kommt nun den Headschen Zonen für das Schmerznervenproblem zu? Es handelt sich nicht einfach um eine Irradiation viszeraler Schmerzen auf die Haut, sondern vielfach um eine Umformung unterschmerzlicher Erregungen der Eingeweide in schmerzhafte Erregungen der Hautnerven. Denn es fehlt häufig der viszerale Schmerz. Schon Kast (s. o.) weist darauf hin, daß von inneren Organen ausgehende Reize, welche nicht als schmerzhaft, sondern nur als unangenehm empfunden werden, imstande sind, eine Hauthyperalgesie hervorzurufen. Es sind hier zwei Fälle zu unterscheiden: es kann ohne viszeralen Schmerz ein subjektiv gefühlter reflektierter Schmerz (mit gleichzeitiger Hyperalgesie) bestehen, oder es kann ohne viszeralen Schmerz eine reflektierte Hyperalgesie, jedoch ohne subjektiv gefühlten Schmerz vorhanden sein. Ersteres Vorkommnis ist unzweifelhaft sichergestellt. Es gibt Reflexneuralgien, während in dem primär befallenen Organ keine Schmerzempfindung und zwar entweder überhaupt keine Empfindung oder nur ein unterschmerzliches Mißgefühl zustande kommt.

---

[1]) Berliner klin. Wochenschrift 1906. Nr. 31 (bei Ewald, Augusta-Hospital).

Auch L. R. Müller[1]) bemerkt, was ich bestätigen kann, daß bei Stenokardie und Aortenerkrankungen, ohne daß ein eigentlicher Herzschmerz auftritt, anfallsweise reflektierte Schmerzen in der Brustwand und den Armen mit Hyperalgesie der Bedeckungen vorhanden sein können. Die Druckempfindlichkeit des Epigastriums bei Magengeschwür rührt jedenfalls (vgl. ebenda) von reflektierter Hyperalgesie der Bauchwandung her; sie findet sich auch ohne eigentlichen Magenschmerz, d. h. ohne durch sensible Reize ausgelösten Magenkrampf. Da die Magenschleimhaut an sich schmerzunempfindlich ist, und tatsächlich ein Magenschmerz fehlt, so müssen sich die unterschmerzlichen vom Magen ausgehenden Reize in eine schmerzhafte Erregung spinaler Nerven umgesetzt haben.

Noch häufiger ist der zweite Fall: Hyperalgesie der Haut und der tieferen Weichteile bei fehlendem oder nur zeitweise auftretendem Eingeweideschmerz, wobei die gesteigerte Empfindlichkeit der Haut dauernd, auch in den Intervallen bestehen bleiben kann, freilich während der Anfälle in gesteigertem Maße vorhanden ist. Wenn man diese Erscheinung vom Standpunkte der Schmerznervenlehre zu erklären versucht, so gerät man in Verlegenheit. Angenommen, es bestehe in den viszeralen Nerven ein gewisser Reizzustand, welcher wegen unserer Unempfindlichkeit für viszerale Erregungen nicht empfunden werde, wohl aber durch Irradiation auf die empfindlicheren spinalen Nerven zu einer Empfindung führe, so wäre dies verständlich, wenn man die Voraussetzung macht, daß die sensiblen Eingeweidenerven zunächst dunkle Empfindungen und erst bei einem sehr starken Reizzustande Schmerzempfindungen vermitteln, — aber unverständlich, wenn die viszeralen Nerven spezifische Schmerznerven sein sollen. Denn dann müßte selbst ein geringer Reizzustand immerhin Schmerzempfindungen vermitteln. Dies ist eine unbedingt festzuhaltende Forderung, wenn man sich nicht der Inkonsequenz Thunbergs schuldig machen will, welcher schmerzlose Schmerznerven annimmt (s. oben). Eine bloße Schwellenvertiefung in den viszeralen und kutanen Schmerznerven ohne eigentlichen Reizzustand könnte man wohl als möglichen Rest eines abgeklungenen Reizzustandes zugeben; jedoch besteht neben der Hyper-

---

[1]) Mitteil. a. d. Grenzgebieten Bd. 18. Hft. 4. 1908.

algesie fast stets auch eine Hyperästhesie (s. unten). Auch ist es
unmöglich etwa zu unterstellen, daß die Reizung der Eingeweide
nicht hinreiche, um ihre spezifischen Schmerznerven zu erregen,
denn in diesem Falle wären letztere eben auch nicht imstande,
eine Erregung zu reflektieren. Es ist somit ganz unmöglich, das
Vorkommnis, daß eine reflektierte Hyperalgesie der Bedeckungen
besteht, während die viszeralen Empfindungen unterschmerzlich
sind und sich nur in einem Unbehagen, einem Spannungs-, Druck-,
Völle-, Übligkeits- usw. Gefühl ausdrücken, zu erklären, wenn man
annimmt, daß die die Reflexion bedingenden Erregungen in spezifischen viszeralen Schmerznerven verlaufen. Vielmehr ist die
Tatsache einer Umformung unterschmerzliches Erregungen
in schmerzhafte vorhanden.

Und so sind die Headschen Zonen wiederum ein Beweis dafür,
daß Schmerz ohne Schmerznerven entstehen kann.

Von Wichtigkeit ist endlich der Umstand, daß es sich nicht
bloß um eine reflektierte Hyperalgesie, sondern auch um eine
Hyperästhesie in bezug auf die unterschmerzlichen Empfindungen
der Haut handelt (s. oben). Dies wäre gleichfalls nicht zu verstehen,
wenn die viszeralen Nerven spezifische Schmerznerven wären,
während die Annahme, daß dieselben sensible Nerven sind mit
der Fähigkeit sowohl unterschmerzliche wie schmerzliche Empfindungen zu vermitteln, alles erklärt.

Übrigens möge hier bemerkt werden, daß es für die Erklärung
der Headschen Zonen und für die vorgetragenen Erörterungen
nichts ausmacht, ob man eine Empfindlichkeit der viszeralen
Organe selbst annimmt, oder ob man sich auf den Standpunkt
stellt, daß die Empfindungen nach der Lennanderschen Lehre
mittelbar durch Zerrung der Umhüllungen und Befestigungs-
apparate usw. bedingt sind.

XII. Über den hyperalgetischen Zustand.

Die Headschen Zonen bilden nur ein Beispiel aus jener großen
Fülle von Vorkommnissen, welche man zusammenfassend als
hyperalgetischen Zustand bezeichnen kann, und dieser ist
wieder eine besondere Form der „Überempfindlichkeit", wie sie
sich krankhafterweise bei allen biologischen Vorgängen zeigen
kann. Der hyperalgetische Zustand, welcher in einer örtlichen

oder allgemein verbreiteten gesteigerten Schmerzempfindlichkeit und demzufolge bei den geringsten äußeren oder inneren Reizen ausgelösten Schmerzen besteht, kann in ein Stadium der Latenz abklingen. Hierbei besteht eine erhöhte Bereitschaft zu schmerzhaften Reaktionen. Dieselbe findet sich in allen denkbaren Abstufungen; unter Umständen so gering angedeutet, daß die Einwirkungen, welche den Schmerz auslösen, sich nur noch wenig von denjenigen unterscheiden, welche dies auch unter normalen Sensibilitätsverhältnissen tun können. Die erhöhte Schmerzbereitschaft braucht bei den gewöhnlichen Verrichtungen, bei den üblichen Temperatureinwirkungen usw. nicht zutage zu treten. Trotzdem läßt sich ihr Vorhandensein meist dadurch feststellen, daß Druck auf bestimmte, auch physiologisch besonders empfindliche Stellen, wie Nervenstämme, die Eintrittsstellen der Nerven in die Muskeln und Knochen usw. eine unangenehme bis schmerzhafte Empfindung auslöst.

Man kann, wie ich gezeigt habe, einen hyperalgetischen Zustand erzeugen, indem man an der Haut einen Schmerzreiz von längerer Andauer anbringt, z. B. eine Klemme, mit welcher man eine Hautfalte schmerzhaft zusammengepreßt hält. Es kommt hierbei zu einem hyperalgetischen (und zugleich hyperästhetischen) Felde, welches sich in den Grenzen des zugehörigen spinalen Sensibilitätsbezirkes ausbreitet[1]. Bemerkenswerterweise prägt sich nun das hyperalgetische Gebiet in dem subjektiven Empfinden an sich wenig aus. Erst bei der objektiven Sensibilitätsprüfung wird die Hyperalgesie in ihrer ganzen Ausdehnung bemerkt. Dadurch erklärt es sich, daß bei schmerzhaften Zuständen entfernte „latente" Schmerzdruckpunkte vorhanden sein können, ohne daß der Leidende unmittelbar etwas von ihnen empfindet.

Die Corneliusschen Nervenpunkte beruhen hierauf. Ich habe beim Klemmversuch nachgewiesen, wie in weiter Entfernung von dem Sitze der Schmerzerzeugung solche schmerzhaften Druckstellen sich bilden. Ich litt vor einiger Zeit an einer traumatisch entstandenen eiternden Exkoriation am linken Unterschenkel (an der Grenze des unteren und mittleren Drittels). Dieselbe bereitete hin und wieder leichte Schmerzen. Am Fuß verspürte ich

---

[1] Über Schmerz und Schmerzbehandlung. Ztschr. f. physik. u. diät. Therapie Bd. 19. Über Irradiation und Hyperästhesie usw. Arch. f. d. ges. Physiol. Bd. 165.

selbst beim Gehen keinen Schmerz. Zu meinem Erstaunen fanden sich trotzdem am Fußgelenk und an der äußeren Fußfläche bei tiefem Druck schmerzhafte Stellen. Übrigens war auch die oberflächliche Schmerzempfindlichkeit, ohne subjektiven Schmerz, leicht erhöht. Das Vorkommen solcher latenten Hyperalgesien, welche von irgendeiner sich im subjektiven Befinden nur wenig bemerkbar machenden örtlichen Schmerzquelle ausgehen und sehr verbreitet sein können, ist ein sehr häufiges und spielt in der Pathologie eine lange nicht hinreichend gewürdigte Rolle. Es bezieht sich nicht nur auf viszerale Schmerzquellen; vielmehr spielen sich, wie das eben berichtete Beispiel zeigt, ganz analoge Verhältnisse auch beim Sitz der Schmerzquelle im Gebiete der spinalen Nerven ab. Die „neuralgische Veränderung" von Moebius besteht in einem latenten hyperalgetischen Zustand.

Der hyperalgetische Zustand, welcher wie gesagt nur ein besonderer Fall der Überempfindlichkeit ist, beschränkt sich nun nicht auf eine Vertiefung der Reizschwelle. Vielmehr ist ein Mißverhältnis von Reiz und Empfindung derart vorhanden, daß der Schmerz sofort oder bei einer nur geringen überschwelligen Steigerung des Reizes eine ungewöhnliche Höhe erreicht. Es muß daher in den peripherischen Endorganen oder irgendwo in der Leitungsbahn oder in den zentralen empfindenden Elementen, jedenfalls in zelligen Anteilen des Systems, ein Zustand erhöhter Entladungsbereitschaft („Hyperergie") bestehen. Die Ursache desselben ist in Reizungen gelegen, welche entweder noch vorhanden oder bereits abgeklungen sind. Er kann auch im letzteren Falle noch lange Zeit hindurch in einer latenten Form als Residuum erhalten bleiben.

Auf dem hyperalgetischen Zustande beruht die krankhafte Mitempfindung, das Anklingen auf Fernreize, welches in der Symptomatologie und Ätiologie eine so große und noch nicht hinreichend gewürdigte Rolle spielt. Oft genügen minimale Reize, um bei dem Bestehen einer örtlichen Hyperalgesie selbst von weither Schmerzen auftreten zu machen. Neuralgien, Myalgien, Entzündungen können nach ihrer Abheilung eine „Anfälligkeit" hinterlassen derart, daß durch Einwirkung von Reizen, seien es mittelbare seien es unmittelbare, die schlummernde Hyperalgesie geweckt und ein Rezidiv des Leidens ausgelöst wird. Bei Gelegenheit einer Nagelbettentzündung an einem meiner Finger, welche mit einer hyperalgetischen Zone einherging, vermochte ich, während bei ruhigem Verhalten gar kein Schmerz empfunden wurde, einen solchen an der entzündeten Stelle hervorzurufen, sobald ich im Bereiche des hyperalgetischen Gebietes eine minimale taktile Reizung mittels eines feinen Reizhaares ausführte. Dabei wurde an der Stelle der Reizung kein Schmerz, sondern nur an dem entzündeten Nagelbett ein solcher gefühlt.

Dieser Erscheinung steht nahe das Phänomen der von Head beschriebenen, von Trotter und Davies, v. Frey, Hacker bestätigten „referred sensation", welche bei der Regeneration verletzter sensibler Hautnerven auftritt[1]).

Die unter pathologischen Bedingungen zu beobachtenden schmerzhaften Mitempfindungen (Douleurs échotives Gubler) beruhen auf einem örtlichen hyperalgetischen Zustande. Weir-Mitchell sah bei einem Amputierten, daß beim Gähnen ein heftiger Schmerz im Stumpf des linken Armes auftrat. Richet berichtet von einem Kranken, welcher an einer tuberkulösen Urethro-Zystitis litt und außerdem am linken Arm amputiert war; der Stumpf war sehr schmerzhaft; jedesmal nun, wenn der Kranke urinierte, hatte er außer dem Schmerz in der entzündeten Harnröhre noch einen wütenden Schmerz im Amputationsstumpf. Ich konnte kürzlich einen Patienten in meiner Klinik vorstellen, welcher infolge einer Verwundung durch Granatsplitter im Felde eine traumatische hyperalgetische Neuritis des N. ischiadicus davongetragen hatte; an der Fußsohle hatte sich ein trophoneurotisches Geschwür gebildet. Obwohl die Blase und Harnröhre völlig intakt waren, hatte er bei jeder Urinentleerung eine schmerzhafte Mitempfindung im Unterschenkel und Fuß des kranken Beines. Derartige Beobachtungen sind nicht allzuselten. Dies letztaufgeführte Beispiel ist dadurch ausgezeichnet, daß ein sicherlich ganz unterschmerzlicher Reiz außerhalb des hyperästhetischen Gebiets sich durch Fernwirkung in Schmerz umgesetzt hat, schwer verständlich vom Standpunkte der Schmerznerventheorie.

Es handelt sich nun in diesen Fällen fast niemals um eine reine Hyperalgesie, sondern um eine gleichzeitige Hyperästhesie. Wenn auch der Schmerz das sich vordrängende Symptom bildet, so läßt sich doch bei sorgfältiger Beobachtung regelmäßig zeigen, daß ein abgestufter Druck auch eine erhöhte unterschmerzliche Empfindung hervorruft: eine gesteigerte diffuse Berührungsempfindung, eine scharfe oder prickelnde, drückende, spannende usw. Empfindung, bei tieferem Druck ein in der Tiefe lokalisiertes gesteigertes

---

[1]) Vgl. hierüber sowie über das Anklingen auf Fernreize und die Beziehungen desselben zur Hyperästhesie meine Ausführungen in „Weitere Mitteilungen usw.".

Drücken, Ziehen, Spannen. Sehr gewöhnlich gesellt sich diesen Sensationen ein Jucken hinzu. Von vornherein oder bei leichter Reizsteigerung nehmen sie einen unangenehmen Gefühlston an und erst weiterhin kommt es zum eigentlichen Schmerz. Es kann sich somit keinesfalls um eine Überempfindlichkeit handeln, welche auf spezifische Schmerznerven beschränkt ist. Man müßte vielmehr zum mindesten eine gleichzeitige Hyperästhesie der Drucksinnnerven annehmen. Aber auch diese vermag die eigenartigen unterschmerzlichen Empfindungen nicht erschöpfend zu erklären, da die letzteren zum Teil einen von der Druckpunkt-Empfindung sehr abweichenden sinnlichen Inhalt haben[1]). Man kommt vielmehr um die Annahme nicht herum, daß noch andere taktile Nerven existieren müssen und zwar oberflächliche wie tiefe. Und nun stehen wir wieder vor dem Dilemma, wie es zu denken sei, daß der lokalisierte Krankheitsherd einen Reizzustand sowohl der taktilen wie der Schmerznerven auslöst. Ist der Herd schmerzhaft, so würde sich wohl verstehen lassen, daß ebenso wie die Schmerznerven so auch die taktilen Nerven von irradiierenden Reizen getroffen werden. Ist er aber nicht schmerzhaft und auch gar nicht schmerzhaft gewesen, und dies kommt vor, so ist nur die Erklärung möglich, daß die Reizung der taktilen Nerven gleichzeitig die Bedingung zur Entstehung der Hyperalgesie enthält, d. h. daß diese Nerven schmerzvermittelnde sind. Bei einer unbefangenen Würdigung der soeben beschriebenen Eigentümlichkeiten des hyperalgetischen Zustandes wird man diese Lösung mehr befriedigend finden müssen als die Annahme, daß eine gleichzeitige Überempfindlichkeit voneinander unabhängiger spezifischer Schmerznerven und der Schmerzempfindung unfähiger taktiler Nerven stattfindet.

XIII. Meinungen einiger Autoren.

Von Autoren, welche sich mit der Frage der Schmerznerven beschäftigt haben, ist in erster Linie Ch. Richet zu nennen, welcher in seinen Recherches sur la Sensibilité[2]), in einem Vortrag auf dem internation. psychologischen Kongreß in München[3]) (1896)

---

[1]) Nur das Prickeln und die scharfe Empfindung dürfte von den Druckpunkten abzuleiten sein.

[2]) Paris 1877.

[3]) Etude biolog. sur la Douleur.

und in der mit diesem identischen Arbeit in der Revue scientifique[1]) sowie in dem Artikel Douleur im Dictionnaire de Physiologie[2]) das Schmerzproblem behandelt hat. In seinen Recherches, welche ein noch immer sehr beachtenswertes Kapitel über diesen Gegenstand enthalten, kommt R. zu dem Ergebnis, daß der Schmerz nichts anderes ist als die Empfindung einer starken Reizung. Trotzdem nimmt er ein eignes Schmerzzentrum im Gehirn an, welches die Eigenschaft hat, nur durch starke Erregungen in Tätigkeit versetzt zu werden. Richet behauptet also nicht, daß es Schmerznerven gebe — obwohl sich fälschlich in der Literatur mehrfach diese mißverständliche Angabe findet —, sagt vielmehr ausdrücklich, daß jeder sensible Nerv (mit Ausnahme der von ihm als sensoriell bezeichneten höheren Sinnesnerven) bei hinreichend starker Erregung Schmerz entstehen lasse. Der Schmerz ist eine Funktion der Zentren.

In seinen oben zitierten späteren Publikationen spricht sich R. direkt gegen die v. Freysche Lehre von den Schmerznerven aus, — freilich ohne sie hinreichend zu würdigen und zu erörtern. Er betont, daß der Schmerz durch starke Reize bzw. durch jede Ursache, welche den Zustand der Nerven tiefgehend verändere, hervorgerufen werde. Es handle sich bei den Schmerzreizen um destruktive Reize, was R. daraus folgert, daß starke Reize für kurze Zeit die Funktion herabsetzen. Schmerzhafte Reize erzeugen für eine gewisse Zeit Anästhesie. Diese Auffassung kann ich nicht billigen, denn auch schwache Reize setzen die Erregbarkeit für kurze Zeit herab. Es ist irrig, aus diesen funktionellen Veränderungen den Schluß zu ziehen, daß es sich um destruktive Einwirkungen handle. Die Definition, daß der Schmerz auf Bedingungen, durch welche der Zustand der Nerven tiefgehend verändert werde, beruhe, ist viel zu allgemein. Wo fängt die tiefgehende Veränderung an, da jeder, auch der schwächste Reiz bereits eine gewisse Veränderung des Zustandes der Nerven zur Folge hat? Auch die Bezeichnung: „starke" Reize erfordert eine Korrektur (s. unten).

Der Aufsatz von Richet in der Reveue scientifique löste einen Angriff seitens Frédéricq in derselben Zeitschrift (S. 713) aus. Dieser Autor gibt zu, daß der Schmerz von einer starken Erregung

---

1) 1896 Nr. 8 und S. 715.
2) Dictionnaire de Physiol. v. Ch. Richet 1902.

abhänge; aber nicht jede starke Erregung führe zum Schmerz. Daß die allmähliche Steigerung des Reizes häufig Schmerzempfindung auslöse, beweise noch nichts gegen die Existenz besonderer Schmerznerven (Verf. erinnert an den unmerklichen Übergang von Grün in Blau usw.). Für spezifische Schmerznerven spreche folgendes:

1. Die Schmerzempfindung kann aufgehoben sein, während die taktile und Temperaturempfindung erhalten ist.

2. Die Schmerzempfindung tritt später ein als die Druckempfindung.

3. Die Schiffsche Meinung, daß die Leitungswege der Schmerzeindrücke sich im Rückenmark von denen des Druckes trennen (graue Substanz), sei von den Physiologen nicht akzeptiert worden.

4. Manche sehr schmerzempfindliche Gegenden des Körpers seien gegen taktile Eindrücke wenig empfindlich (?).

5. Die kutanen Schmerzen seien identisch, ganz gleich ob sie durch Stich, Schnitt, Verbrennung, chemische oder elektrische Reizung entstehen[1]). Die spezifischen Schmerznerven sind nach Frédéricq so eingerichtet, daß sie erst auf stärkere Reize reagieren.

Von diesen Argumenten ist bemerkenswert lediglich das allgemein gefaßte, daß der allmähliche Übergang der Druck- usw. Empfindungen in Schmerz bei Steigerung des Reizes an sich mit der Existenz spezifischer Schmerznerven vereinbar ist (s. unten).

Richet antwortet in derselben Zeitschrift und verteidigt seine Auffassung, daß es keine spezifischen Schmerznerven, wohl aber ein Schmerzzentrum in der Nähe der verschiedenen Sinneszentren gebe, auf welches der Reiz, wenn er eine höhere Intensität erlange, übergehe.

Was übrigens die Frage des Schmerzzentrums betrifft, so müßte man sich dasselbe nach H. Munk[2]) in derselben Gehirnregion, welche die sensiblen Zentren enthält, gelegen denken. Die Schmerzempfindung ist wie die Berührungs- und Druckempfindung an die betreffende Extremitätenregion gebunden. Nach der völligen Ausschaltung der letzteren ist die Schmerzempfindung sehr stark

---

[1]) Vgl. hierzu, daß Hahnemann 73, Georget 38, Renauldin 12 Arten des Schmerzes unterscheidet (Mantegazza, Fisiologia del dolore 1880)!

[2]) Über die Funktionen von Hirn und Rückenmark 1909.

herabgesetzt; jedoch tritt allmählich eine unvollkommene Wiederherstellung ein, indem andere Rindenteile als Ersatz eintreten. Auch das Maximum der neuen Schmerzempfindlichkeit bleibt wesentlich hinter der normalen zurück. Ferner sind die Lokalzeichen verloren gegangen; der Hund fühlt die schmerzende Klemme im Bereich der Extremität, deren Rindenregion entfernt ist, aber er weiß nicht, wo es ihn schmerzt. Dies wird m. E. durch die Irradiation des Schmerzes verständlich.

In seinem Artikel „Douleur" (s. oben) weist Richet mit Recht darauf hin, daß die Verzögerung des Schmerzes nichts für spezifische Nerven beweist. Er bezweifelt die von Frédéricq hervorgehobene Identität der Schmerzempfindungen und spricht sich dahin aus, daß auch ihre Annahme nur beweise, daß die Schmerzempfindung von einer Sinnesempfindung verschieden sei. Mit Bezug auf die v. Freyschen Schmerznerven fragt er, wohin die durch den elektrischen Strom zu erzeugenden unterschmerzlichen Empfindungen gehören? — Nun, v. Frey bezieht dieselben ja durchweg auf die Druckpunktnerven.

Bezüglich der Identität der Schmerzempfindungen der Haut stimme ich Frédéricq bei und beziehe mich auf meine Ausführungen in meiner früheren Monographie über den Schmerz[1]). Jedoch zieht dieser Autor hieraus einen falschen Schluß. Die durch Stich, Schnitt, Verbrennung usw. bedingten Schmerzen erscheinen uns zunächst ohne Zweifel ganz verschieden zu sein; aber diese Unterschiede der Empfindung beruhen nur auf zeitlichen und örtlichen Momenten (Ausbreitung, bzw. örtlicher Begrenzung, zeitlichem Verlauf) sowie auf der Beimengung anderer Sinnesqualitäten (Temperaturempfindungen usw.). Die Einheitlichkeit der Schmerzempfindung an sich beweist aber keineswegs die Existenz spezifischer Schmerznerven, sondern verträgt sich ebenso mit der Theorie, nach welcher der Schmerz den sensiblen Nerven zukommt.

Von Interesse ist die Kritik, welche Ziehen an dem v. Freyschen Standpunkt ausübt, und die Darstellung, welche er dem Schmerzproblem widmet. Nach Ziehen[2]) ist der Nachweis besonderer Schmerzfasern nicht geführt. Die Versuche von v. Frey und Alrutz beweisen nur, daß es auf der Haut zerstreute Maxima

---

1) Berlin 1894. A. Hirschwald.
2) Die Grundlagen der Psychologie Bd. II. 1915.

der Schmerzempfindlichkeit gibt. Wenn man einen Schmerzpunkt
mit einer sehr spitzen Nadel reizt, so tritt oft zuerst eine schwache
„absolut schmerzlose" Empfindung auf, die man als „spitz oder
spitzig" bezeichnen kann, und erst bei Reizverstärkung stellt sich
ein Schmerzgefühl ein, von dem schließlich die Berührungsqualität
fast ganz verdeckt wird[1]). Z. meint, daß die Schmerzpunkte
einfach dadurch vor anderen Punkten ausgezeichnet seien, daß sie
besonders günstige anatomische Bedingungen für die Aufnahme
des Reizes darbieten, z. B. infolge einer bestimmten Lagerung
der Nervenendigungen. Auch die Beobachtungen über Verspätung
der Schmerzempfindung und über Analgesie ohne erhebliche
Störung der Berührungsempfindlichkeit beweisen ihm nicht die
Existenz besonderer Schmerzfasern. „Insbesondere lassen sie
offen, daß erst im Rückenmark eine Teilung der Bahn eintritt
und die eine Bahn einen kleinen Bruchteil der Erregung rasch,
die andere den größten Teil der Erregung langsam zum Gehirn
leitet."

Ziehen vertritt die Anschauung, daß der Schmerz „nur eine
durch einen zentral hinzukommenden Prozeß bedingte Zusatz-
qualität zu anderen Qualitäten (Berührung, Wärme, Kälte) darstellt". Er verweist z. B. darauf, daß nach Kokain- oder Morphi-
um-Applikation die Versuchspersonen nicht selten einen Zustand
beschreiben, in dem die Schmerzgefühle, die vor der Injektion
bestanden, verschwunden sind, aber stechende, brennende usw.
Sensationen noch deutlich erkannt werden. Der Schmerz ist ein
Gefühlston und diese kommen, wie er meint, stets nur in Begleitung
einer der allgemein anerkannten Empfindungsqualitäten (Farbe,
Druck, Ton usw.) dadurch zustande, daß der zentrale Empfindungsprozeß oft je nach seiner Intensität, Qualität usw. unmittelbar noch einen zweiten Prozeß, den Gefühlsprozeß, in denselben
Elementen auslöst, dessen psychisches Korrelat mit den übrigen
Empfindungseigenschaften zu einer Einheit verschmilzt. Demgegenüber nimmt bekanntlich Stumpf an, daß die „primären
sensoriellen Gefühle" eine Empfindungs-Modalität darstellen, die
der Modalität der Gefühls-, Gehörs- usw. Empfindungen koordi-

---

[1]) Bei dieser Gelegenheit kritisiert Z. mit Recht Thunberg. „Wie
Th. behaupten kann, daß diese Empfindungen ,qualitativ mit den Berührungsempfindungen nichts zu tun ʻhabenʻ, ist mir schlechterdings uner-
findlich." Vgl. meine früheren Bemerkungen hierüber.

niert ist (Gefühls-Empfindungen). Nach Stumpf ist daher auch der Schmerz eine selbständige Sinnesqualität. Eine dritte Theorie: der selbständigen zentralen Reaktion, setzt voraus, daß „der zentrale Empfindungsprozeß in anderen Elementen des Gehirns einen ganz eigenartigen neuen, selbständigen psychischen Prozeß auslöst, der von dem Empfindungsprozeß nur bis zu einer gewissen Grenze abhängig ist".

Wenn ich auch bezüglich der Ablehnung der Schmerznerven auf Ziehens Seite bin (einigen seiner Einwände, die hier nicht vollständig aufgeführt wurden, kann ich übrigens nicht zustimmen), so vermag ich doch andererseits auch seine Schmerztheorie nicht anzuerkennen, welcher erwiesene Tatsachen wie z. B. Analgesie der Kälte- und Wärmepunkte entgegenstehen. Die Schmerzempfindung ist nicht bloß eine Gefühlsbetonung einer anderen Empfindung. Eine noch so unangenehme Druckempfindung ist deshalb noch kein Schmerz; kriebelnde, prickelnde Parästhesien können viel unangenehmer sein als die feine, durch einen punktförmigen Reiz erzeugte oberflächliche Schmerzempfindung. Letztere ist von besonderer, wenn auch den sonstigen Empfindungen des sensiblen (d. h. auf mechanische Reize eingestellten) Nervenapparates verwandter Qualität (s. unten).

Auch Jodl[1]) spricht sich gegen spezifische Schmerznerven aus. Die Schmerzpunkte sind ihm Organe größter Reizbarkeit. Schmerz ist eine Zwischenform zwischen Gefühl und Empfindung; es entspricht ihm keine eigentliche Sinnesqualität.

Ebbinghaus[2]) dagegen tritt für einen spezifischen Schmerzsinn ein, ohne freilich irgendwelche einwandfreien Beweise beizubringen.

Eigenartig aber ungenügend begründet und mit den Tatsachen in grellem Widerspruch stehend ist die Hypothese von J. Oppenheimer[3]), daß die vasomotorischen Nerven die Schmerzempfindung vermitteln.

Nur kurz erwähnt sei die Meinung einiger älterer Autoren, daß dem Schmerz eine besondere Art, eine Modifikation bzw. Perversion der Nervenerregung zugrunde liege (Griesinger, Hasse, Vanlair, Spring u. a.; neuerdings Gußenbauer).

---

[1]) Psychologie 4. Aufl. 1916.
[2]) Abriß der Psychologie 1908.
[3]) Schmerz und Temperaturempfindung. Berlin 1893.

Alle jene Anschauungen, nach welchen es sich um einen Angriff auf die Nervenfaser selbst (Semi Meyer), nicht auf die Endorgane, um eine Desorganisation der Nervensubstanz, um eine Schädigung des Körpers handle, sind hierher zu rechnen.

Gegen die Schmerznerven spricht sich Fabritius[1]) aus. Von seinen Gründen hebe ich hervor, daß den spezifischen Schmerznerven keine spezifischen Reize entsprechen. Ferner die Erfahrungen über Hyperästhesie und Hyperalgesie bei Rückenmarksverletzungen: hier besteht infolge von Wegfall hemmender Einflüsse eine allgemeine Tonuserhöhung, welche die Schmerzempfindlichkeit steigert.

v. Waldeyer-Hartz hat neuerdings in der Preuß. Akademie d. Wiss. die Schmerzfrage kritisch behandelt und ist zu einer Ablehnung der Schmerznerven gelangt. Seine Ausführungen sind nicht veröffentlicht worden.

XIV. Die Frage der Leitungsbahnen.

Von großer Bedeutung für das Schmerzproblem ist die Frage der Leitungsbahnen des Schmerzes. Sie erschöpft sich nicht in der Entscheidung, ob die den Schmerz vermittelnden Leitungswege in der Peripherie oder im Zentrum getrennt von den übrigen verlaufen, sondern berührt auch die Theorie des Schmerzes überhaupt.

M. Schiff hatte gefunden, daß bei Durchschneidung der grauen Substanz keine schmerzhaften, wohl aber noch Tasteindrücke wahrgenommen werden. Hiernach hatte Funke die Theorie aufgestellt, daß die Tastfaser im Rückenmark zwei Wege von verschiedenem Leitungswiderstand einschlägt, von denen der durch die graue Substanz, welcher den größeren Widerstand darbietet, nur bei stärkeren Reizen durchlaufen wird. Weshalb bei dem Wegfall dieses Weges der Schmerzreiz nun nicht auch den anderen betritt, ist freilich nicht ersichtlich. Wundt hatte dies so erklärt, daß nur in den Zellennetzen der grauen Substanz „ein der Intensität des Reizes entsprechender Kräftevorrat disponibel ist". Die späteren anatomischen Forschungen ergeben, daß von den Hinterstrangfasern Kollateralen abgehen, welche in der grauen Substanz

---

[1]) Arbeiten a. d. pathol. Institut von Helsingfors (Homén). Sonderabdruck bei S. Karger in Berlin. Studien über die sensible Leitung usw.

mit Verästelungen an die Ganglienzellen herantreten, sowohl im Hinter- wie im Vorderhorn. Pathologische Erfahrungen sprechen dafür, daß die Temperatur- und Schmerzempfindungen durch die graue Substanz geleitet werden. Jedoch kann man, was die sensiblen Reize betrifft, die Dinge nicht so formulieren, daß die nicht schmerzhaften Eindrücke lediglich durch die Hinterstrangbahn, die schmerzhaften durch die graue Substanz geleitet werden. Denn bei den oben erwähnten Versuchen von Gad und mir hatte sich herausgestellt, daß die verspätet auftretenden („sekundären") Empfindungen, welche wir auf Summation zurückgeführt hatten, auch unterschmerzlich sein können. Wir hatten daher den Weg über die graue Substanz nicht als Schmerzbahn, sondern als Summationsbahn bezeichnet. Meine Untersuchungen über die verschiedenen Phasen der taktilen Empfindung kommen zu dem gleichen Ergebnis. Die Anschwellungen der Empfindung, welche ich als Phasen bezeichnet habe, können nur in der grauen Substanz zustande kommen, da sie irradiieren. Daß es sich vorzugsweise um die graue Substanz des Rückenmarks handelt, wird dadurch wahrscheinlich, daß die Irradiationsgebiete bei schmerzhaften Reizen den spinalen Innervationsgebieten entsprechen und die unterschmerzlichen Irradiationen der Empfindung den schmerzhaften in ihrem Typus gleichen. Jede taktile Reizung somit, auch die allerschwächste, nimmt ihren Weg durch die graue Substanz des Rückenmarks. Die Schmerzreize schlagen keine andere Bahn ein als die unterschmerzlichen. Unterschmerzliche Empfindungen werden jedenfalls auch durch die Hinterstrangfaser bzw. unabhängig von der grauen Substanz geleitet: hierfür sprechen die bekannten pathologischen Erfahrungen und der Umstand, daß die primäre Empfindung schneller auftritt als die sekundäre und tertiäre. Ob starke schmerzhafte Reize auf dem Wege der Hinterstrangfaser eine schmerzhafte Empfindung zustande kommen lassen, ist fraglich. Freilich kann auch die erste Empfindung schmerzhaft sein, aber es wäre auch denkbar, daß stärkere Reize die Bahnen der grauen Substanz schneller durchbrechen. Es sind einmal die pathologischen Erfahrungen über Syringomyelie, welche hierfür sprechen. Ferner die Erwägung, daß zur Erzeugung der Schmerzempfindung wahrscheinlich die Entladung labiler dissimilationsbereiter Substanz erforderlich ist, welche nur in eingelagerten Nervenzellen zu finden ist (s. unten).

5*

Der taktile Reiz ruft eine folgweise Erregungsreihe von einiger
Dauer hervor, welche auf die zentralen Nervenzellen erregbarkeits-
erhöhend wirkt. Die spontane Entladung der letzteren, durch die
Reizsummation bedingt, beruht auf einer Eigenschaft der Nervenzellen, welche man sich als eine Reaktion auf Energieaufspeicherung
denken muß. Die hyperalgetische oder überhaupt überempfindliche Zelle verfügt über einen größeren Vorrat von zersetzbarer
Substanz oder über Substanz von erhöhter Zersetzbarkeit. Die
zweitphasische Schmerzempfindung kommt wie die zweitphasische
unterschmerzliche Empfindung durch eine solche Entladung der
Nervenzellen zustande, deren Voraussetzung eine Anhäufung von
labiler Substanz infolge der Reizspeicherung ist. Ein starker Reiz
wird die zur Schmerzauslösung erforderliche Erregbarkeitssteigerung der Nervenzelle so schnell herbeiführen, daß die Schmerzempfindung primär auftritt (vgl. die Ausführungen am Schlusse
dieser Arbeit). Wo es an solchen eingelagerten Akkumulatoren
fehlt, wird die Schmerzhöhe dagegen nicht erreicht werden. Es
fehlt eben an hinreichender zersetzlicher Substanz, um den Reiz
als starken Reiz fortzupflanzen.

Ohne die Annahme eines in den Nervenzellen vorhandenen
Energievorrats kann man z. B. nicht erklären, daß der Erregungszustand der Zellen den peripherischen Erregungszustand überdauert, was mindestens sehr wahrscheinlich ist[1]).

Eine anderweitige Erklärung der Phasen der taktilen Empfin-
dung als durch Summation erscheint mir unwahrscheinlich.
Wollte man die Diskontinuität des dem taktilen Reiz folgenden
Empfindungsvorganges auf ein bloßes Refraktärwerden der
Nervenzellen zurückführen, so wären die Verstärkung und Aus-
breitung der Empfindung bei der zweiten Phase unverständlich.
Auch ist der Summation der Reize eine allgemeine, nicht bloß am
Nervensystem nachweisbare Erscheinung[2]).

Ich fasse somit zusammen: Jeder taktile Reiz geht zum Gehirn
einmal durch die lange Hinterstrangbahn und ferner durch die
spinale graue Substanz. In letzterer sind Bedingungen für Summierung der Reizstöße gegeben, welche akkumulierend wirkt,
sowie für Irradiation. Der in der grauen Substanz ausgelöste

---

[1]) Vgl. Weitere Mitteilungen usw. S. 71 ff.

[2]) Vgl. meine Schrift: „Über die krankhafte Überempfindlichkeit usw."
Leipzig 1919. G. Thieme.

Erregungsvorgang überdauert wahrscheinlich den peripherischen Reizzustand. Die graue Substanz gestattet aber auch nicht-summierten Erregungen den Durchtritt. Die schmerzhaften Erregungen gehen durch die graue Substanz; sie beruhen teils auf Summierung, teils auf Erregungen, welche ohne Summierungs-Vorgang die graue Bahn durchbrechen. In der langen Hinter-strangbahn scheinen die Bedingungen für die Fortpflanzung starker schmerzhafter Reize zu fehlen[1]). Die Fortleitung schmerzhafter Reize zeigt bis auf diesen einen Punkt nichts, was sie von der Fort-leitung unterschmerzlicher Reize unterscheidet.

Die aus der Kasuistik sowie aus experimentellen Forschungen gezogenen Ergebnisse bestätigen diese Darstellung über den Ver-lauf der spinalen Bahnen. Petrén[2]) hat die Fälle von Halb-seitenläsion des Rückenmarks kritisch gesichtet und gelangt zu folgenden Schlüssen: Der Drucksinn verfügt im Rückenmark über zwei Bahnen: 1. über eine aufsteigende exogene Bahn im unge-kreuzten Hinterstrang; 2. über eine mit den übrigen Hautsinnen gemeinschaftliche Bahn. Letztere (für Drucksinn, Schmerz-, Kälte- und Wärmeempfindungen) passiert das Hinterhorn der-selben Seite und kreuzt dann vollständig in der Mittellinie, um im gegenüberliegenden Seitenstrang nach oben zu verlaufen (wahr-scheinlich zum Teil mit der Gowersschen Bahn zusammen-gehend).

Nach den Durchschneidungsversuchen von Karplus und Kreidl, Rothmann u. a. geht die Schmerzleitung durch die graue Substanz. Münzer und Wiener wiesen nach, daß die langen Bahnen der Hinterstränge keine Schmerzfasern führen und daß wahrscheinlich auch die Tast- und Temperaturempfindung durch jene Hinterwurzelfasern geleitet wird, die mit der grauen Substanz in Verbindung treten.

Nach Rothmann[3]) wird beim Menschen die Berührungs-empfindung im gleichseitigen Hinter- und im gekreuzten Vorder-strang geleitet, während die Schmerzleitung vorwiegend durch den gekreuzten Vorderseitenstrang stattfindet. Es kommt für

---

[1]) Man kann in dieser Hinsicht von einer spezifischen Energie der Leitungsbahnen sprechen.

[2]) Skand. Arch. Bd. 13. 1902.

[3]) Verhandl. d. Gesellsch. deutscher Nervenärzte. 5. Jahresversamml. 1911. S. 275.

unsere Frage nicht darauf an, ob die bestrittene Auffassung
Rothmanns von der Bedeutung des Vorderstrangs für die Sen-
sibilitätsleitung zu Recht besteht oder nicht. Petrén ist auf
Grund des Studiums von Stichverletzungeen des Rückenmarks
beim Menschen dafür eingetreten, daß der Berührungsempfindung
neben der gleichseitigen Hinterstrangbahn nur eine gekreuzte
Bahn im Vorderseitenstrang zusammen mit der Bahn für Schmerz
und Temperatursinn zur Verfügung stehe. Über die Bedeutung
der grauen Substanz für die Schmerzleitung sind sich alle Autoren
einig. Auch darüber, daß für die Druckempfindung neben der
ungekreuzten Hinterstrangbahn noch eine gekreuzte, also die
graue Substanz passierende existiert. Dieser anatomische Tatbestand steht in Übereinstimmung mit der physiologischen Feststellung, daß die Druckempfindung einen primären und einen
summierten Anteil besitzt. Die engen Beziehungen des letzteren
zur summierten Schmerzempfindung lassen daran denken, daß
die Leitungswege eng benachbart, vielleicht identisch sind. Das
Vorkommen der dissoziierten Schmerzlähmung bei erhaltenem
Drucksinn spricht nicht dagegen; die Dissoziation kann in veränderten Erregbarkeitsverhältnissen der grauen Substanz — ja
sogar in peripherischen — begründet sein. Auf etwaige Reiz-
schwellenveränderungen des Drucksinns bei den dissoziierten
Empfindungslähmungen ist noch nicht hinreichend geachtet
worden.

Die über die Leitungsverhältnisse bekannten Tatsachen machen
die Annahme peripherischer Schmerznerven nicht erforderlich.

XV. Anpassungserscheinungen.

Für die Einheitlichkeit des empfindenden Nervenapparates
sprechen auch gewisse Anpassungserscheinungen im Bereiche
der Schmerzempfindlichkeit. In eindrucksvoller Art tritt dieselbe
bei folgendem Versuch hervor[1]): Wenn man eine Hautfalte mit
den Fingern so quetscht, daß ein Schmerz entsteht, und den Druck
nunmehr konstant bleiben läßt, so tritt nach einiger Zeit eine Ab-
nahmes des Schmerzes ein, welche allmählich immer auffälliger
wird. Nach einigen Minuten blaßt der Schmerz vollständig bis

---

[1]) Vgl. Über Schmerz und Schmerzbehandlung. Ztschr. f. phys. u.
diät. Therapie Bd. 19. 1915.

zu einer Empfindung des Druckes ab. Beim Öffnen der Finger pflegt dann eine flüchtige Schmerzempfindung aufzutreten. Besser bedient man sich einer kleinen Gefäßklemme, wie man sie im Laboratorium bei Tieroperationen verwendet. Der Kneifschmerz wächst zunächst, nimmt dann allmählich ab und verschwindet schließlich meist vollständig. Das Entfernen der Klemme erzeugt dann einen schnell vorübergehenden, aber oft recht unangenehmen Schmerz.

Es handelt sich bei dem Verschwinden des Schmerzes nicht um Ermüdung des nervösen Apparates, wie der nach dem Lösen der Kompression auftretende Schmerz beweist. Letzterer ist um so stärker, je länger die Kompression gedauert hat; bei der Ermüdung müßte dies umgekehrt sein. Nach 15 Minuten dauernder Quetschung, welche zu vollkommner Empfindungslosigkeit geführt hatte, fand ich ihn sehr erheblich. Die gequetschte Stelle zeigt nach der Abnahme der Klemme zudem eine Steigerung der Schmerzempfindlichkeit. Wenn das allmähliche Verschwinden des Kompressionsschmerzes nicht auf Nervenermüdung beruht, so kann es sich nur darum handeln, daß die im gequetschten Gewebe endigenden Empfindungsnerven sich an den Zustand der Kompression gewöhnen, so daß derselbe nicht mehr als Schmerzreiz wirkt; die Nervenerregung hat unter den Bedingungen des konstant gesteigerten Druckes einen neuen Gleichgewichtszustand gefunden, so daß nunmehr die Aufhebung des Druckes einen Schmerzreiz darstellt. Der Versuch erinnert an die bekannte Erfahrung, daß ein schmerzendes Hühnerauge, welches sich unter dem Stiefeldruck allmählich beruhigt hat, nicht selten nach dem Ausziehen des Stiefels sofort wieder für einige Zeit zu schmerzen anfängt.

Man kann in der Gewöhnung der Nerven an den erhöhten Druck einen Vorgang der Anpassung erblicken. Es ist nicht etwa so, daß nur die Überführung in den komprimierten Zustand, d. h. die Veränderung der Dichtigkeit des Gewebes als Reiz wirkt, der verdichtete Zustand selbst aber nicht, denn der Schmerz hält doch zuweilen recht lange an und sehr gewöhnlich wächst er erst nach vollendeter Kompression zu seiner vollen Höhe.

Welche feineren Vorgänge es sind, die dahin führen, daß die gedrückten Nervenfasern und Nervenendigungen ihres gesteigerten Erregungszustandes wieder verlustig gehen, entzieht sich unserer Kenntnis; sicher aber ist, daß der Reizzustand sich den veränderten Bedingungen anzupasssen weiß. Wir müssen hierin einen

Ausdruck des natürlichen Regulierungsvermögens erblicken. Zahlreiche Beispiele zeigen uns, daß unsere Körperoberfläche sich an Druckreize gewöhnt (Stehen, Sitzen, Liegen, Reiten, Tornister, Helm usw.; nach Schlafen auf ungewohntem hartem Lager fühlt man sich wie zerschlagen, aber alsbald tritt Gewöhnung ein u. a. m.). Dieses Anpassungsvermögen der sensiblen Nervenenden an veränderte Druckverhältnisse des Gewebes erspart uns zahlreiche lästige und schmerzhafte Empfindungen.

Es ist anzunehmen, daß auch unter pathologischen Verhältnissen diese Anpassung eine Rolle spielt. Das Nachlassen und Aufhören des anfänglichen Schmerzes bei entzündlichen Ausschwitzungen, die Gewöhnung an Kompression durch Tumoren spricht in diesem Sinne. Die Anpassungsvorgänge in den Nerven werden durch solche im Hautgewebe selbst, so durch Schwielenbildung unterstützt. Aber diese allein macht es nicht aus, die nervöse Anpassung geht ihr voran. Leute, welche genötigt sind, oft heiße Gegenstände anzufassen, ertragen an ihren Handflächen viel größere Hitzegrade, ohne Schmerz zu empfinden, als andere. Dabei braucht die Hornhaut nicht verdickt zu sein. Man kann diese Eigenschaft vielmehr auch bei Frauen mit zarter Haut finden.

Bekannt sind die Anpassungsvorgänge im Bereiche der Muskelsensibilität. Der Muskelschmerz bei ungewohnter körperlicher Arbeit, Reitschmerz usw. vergeht nach kurzer Zeit trotz Fortsetzung derselben Tätigkeit. Dies mag zum Teil durch eine Anpassung der motorischen Funktion bedingt sein, welche in dem Wegfall unnötiger Muskelanspannungen und einer im ganzen ökonomischeren Arbeitsleistung besteht. Aber die Muskelschmerzen verschwinden unter dem Einfluß der Übung viel schneller als das Optimum des muskulären Arbeitsbetriebes erreicht ist. Es treten im Muskel, seinen gröberen und feineren Hüllen, Blutgefäßen und Nervenenden, offenbar Reaktionserscheinungen ein, welche zur Anpassung an die stärkere Beanspruchung führen. Auch an den Ermüdungsschmerz als solchen findet eine Anpassung statt: der Ungeübte empfindet bei muskulären Leistungen (Gymnastik usw.) viel schneller als der Geübte den bekannten Ermüdungsschmerz, welcher sich bei fortschreitender Übung immer mehr verliert. Auch hier handelt es sich nicht allein um eine zweckmäßigere Verteilung der Innervationen und ein besseres Ausschwemmen der Ermüdungsstoffe, sondern auch um eine Akkommodation der Sensibilität.

Sehen wir doch, wie neurasthenische, überempfindliche Personen diese Ermüdungsempfindung in höherem Grade und früher bekommen als andere unter gleichen Bedingungen, — daß ferner auch beim Geübten zuzeiten einer erhöhten „Nervosität" die Ermüdungsempfindung wieder stärker hervortritt. Es ist vielmehr eine wirkliche Übung der motorischen Leitungsbahn.

Wir müssen in dieser Anpassungsfähigkeit der Schmerzempfindung auch etwas allgemein sehr Nützliches erblicken. Die Anpassung an den gesteigerten Druck beweist, daß der Organismus in irgendeiner Weise die Nervenenden gegen denselben zu schützen weiß.

Die Anpassung des Schmerzes zeigt sich vornehmlich gegenüber störenden Bedingungen, wie sie physiologisch vorkommen. Fremdartigen Störungen gegenüber (Verbrennung usw.) ist sie nicht vorhanden.

Die Anpassungsfähigkeit an den Schmerz widerspricht nicht dem Satze, daß der Schmerz einer Bedrohung des Gewebes entspringt (vgl. unten S. 81). Denn der Schmerzreiz löst gleichzeitig Vorgänge aus, welche im Sinne einer Widerstandserhöhung des Gewebes einschließlich des Nervengewebes wirken. Auch hat das Anpassungsvermögen enge Grenzen.

Bemerkenswert ist nun, daß der Anpassung an die Schmerzempfindung parallel läuft diejenige an lästige und unangenehme Druckempfindungen (s. oben). Die Schwelle der Druckreize verschiebt sich dabei ebensowenig wie bei der Schmerzanpassung die Schmerzschwelle auf Stichreize, sondern nur der unlustige Gefühlston zeigt sich verringert oder aufgehoben. Diese Gemeinsamkeit des Geschehens an schmerzhaften und unterschmerzlichen Eindrücken macht es wieder sehr wahrscheinlich, daß es sich bei der Schmerzanpassung nicht um einen Vorgang an spezifischen Schmerznerven, sondern an einem einheitlichen taktilen Nervenapparat handelt.

XVI. Beweise aus der Pathologie.

Es mögen im folgenden einige pathologische Verhältnisse besprochen werden.

Beim Lumbago, der Ichias und anderen Myo-Neuralgien sind gewöhnlich zwei abnorme Empfindungen vorhanden: eine tief lokalisierte spannend-drückende und eine eigentlich schmerzhafte. Auch bei der Hautneuralgie kommt eine spannende oder unterschmerzlich prickelnde Empfindung vor. Sehr häufig beginnt das Leiden mit jener unterschmerzlichen Empfindung, um sich allmählich zur schmerzhaften fortzuentwickeln. Beim Lumbago hat der Betroffene nicht selten zunächst eine Empfindung von der Art, daß die Kreuzgegend schwer und drückend erscheint, ähnlich der von einem Schlage zurückbleibenden „abgeschlagenen" Empfindung. Hier und da, z. B. bei gewissen Bewegungen oder bei längerem Stehen oder beim Sitzen in straffer Haltung wächst die Empfindung zur schmerzhaften. Der Übergang der ersteren in die letztere Empfindung ist dabei ein ganz allmählicher und oft ist man sich nicht ganz im klaren, ob dieselbe bereits als schmerzhaft zu bezeichnen ist oder nicht. Hier müßte nun die Schmerznerventheorie die gezwungene Annahme machen, daß die Nerven des tiefen Druckes sowie die des tiefen Schmerzes eine krankhaft erhöhte Erregbarkeit besitzen, und zwar so, daß zunächst der natürliche Abstand der Reizgrößen gewahrt sein würde, bei weiterer Entwicklung des Leidens aber die Erregbarkeit der Schmerznerven mehr und mehr über die der Drucknerven die Oberhand gewinne. Bei leichteren Graden der Krankheit käme es überhaupt nur zu einer erhöhten Erregbarkeit der tiefen Drucknerven. Nach der v. Freyschen Anschauung, welche für die Muskeln ein doppeltes sensibles System der Spannungsempfindungen und der Schmerzempfindungen annimmt, müßten beide in verschiedenem Maße krankhaft verändert sein. Wenn dies schon bedenklich ist, so erwäge man nun weiter, wie diese beiden Phänomene, die gesteigerte tiefe Druckempfindung und die Schmerzempfindung beständig ineinander nach oben und nach unten übergehen.

Die sog. Nervendruckpunkte (Valleix) zeigen bei Neuralgien keineswegs allein eine erhöhte Schmerzhaftigkeit, sondern häufig nur eine erhöhte aber noch unterschmerzliche Druckempfindlichkeit, oft, aber nicht einmal regelmäßig mit unangenehmem Gefühlston verbunden. Während der anfallsweisen Exazerbation pflegt diese erhöhte Empfindlichkeit dann zur ausgeprägten Druckschmerzhaftigkeit anzuwachsen. Wie ist dies nach der Schmerznervenlehre zu verstehen, zumal die Nervi nervorum ausschließlich Schmerznerven führen sollen?

Auch bei Entzündungsvorgängen findet sich neben eigentlichen

Schmerzen erhöhte Empfindlichkeit im Bereiche unterschmerzlicher Eindrücke: Verschärfung der Berührungsempfindung, Prickeln, Jucken, oberflächliche und tiefe Spannungs- und Druckempfindungen, allerlei Sensationen von schwer zu beschreibendem Charakter, deren Abgrenzung vom Schmerz oft nicht leicht ist und welche fließende Übergänge zu demselben aufweisen.

v. Frey erblickt in den Spannungsempfindungen der Sehnen und Muskeln das sensitive Merkmal des Kraftsinns und nimmt außer den diese vermittelnden Nerven noch spezifische Schmerznerven dieser Gebilde an. Man könnte wohl die bei der Ermüdung auftretenden Empfindungen (Schwerfühlen der Glieder, Abgeschlagenheit, Spannung) von den erstgenannten Nerven ableiten, den Ermüdungsschmerz von den Schmerznerven. Aber auch hier werden uns die fließenden Übergänge, welche sich in dem allmählichen Anwachsen der Ermüdungsempfindung, ihrem immer mehr hervortretenden Unlustcharakter und ihrem schließlichen unscharfen Übergang ins Schmerzhafte ohne sonstige eigentliche Qualitätsänderung offenbaren, bedenklich machen.

In gleichem Sinne werden es die Erscheinungen der krankhaften Steigerung der Ermüdungsempfindung tun.

Bei ungenügendem oder ganz mangelndem Schlaf treten ganz ähnliche Empfindungen wie bei übermäßig gesteigerter Muskeltätigkeit auf. Rücken- und Brustschmerzen, allgemeines Gefühl der Abgeschlagenheit, Schwere in den Gliedern, psychische Reizbarkeit, ein negativer Gefühlston. Infolge der erhöhten Empfindlichkeit erzeugt schon das Ersteigen einer Treppe u. dgl. Ermüdungsschmerzen. Auch bei Unterernährung nach Magen- und Darmkatarrhen, bei fieberhaften Erkrankungen, bei Rekonvaleszenten, bei Chlorose und Anämie usw. findet sich Ähnliches. Durchweg allgemeine Empfindlichkeitssteigerung der sensiblen Nerven, Hervortreten von Unlustgefühlen, unscharfes Aneinandergrenzen von unterschmerzlichen und schmerzlichen Empfindungen. Wer diese Zustände an sich selbst beobachtet hat, wird anerkennen müssen, wie schwierig es ist, hier eine Grenze zwischen unlustbetonten Druck- und Spannungsempfindungen einerseits und Schmerzen andererseits zu ziehen. Und immer wieder das Anwachsen jener Empfindungen bis zum Übergang in das Schmerzliche!

Eine weitere hierher gehörige allgemein-pathologische Erscheinung besteht in der Überempfindlichkeit durch häufig wiederholte oder übermäßige Reizungen, wie sie sich z. B. im Beschäftigungskrampf, in der Entstehung von Herz- und anderen Neurosen durch physische oder psychische Überanstrengung und ähnlichen Vorkommnissen zeigt. Für die hier behandelte Frage ist es nun von Interesse, daß auch unterschmerzliche Reizungen eine schmerzhafte Überempfindlichkeit erzeugen können. Das anschaulichste Beispiel dieser Art ist die durch sexuelle (physische oder psychische) Überreizung bedingte Hyperästhesie, welche sich in Kreuz- und Rückenschmerzen, Parästhesien der Beine, Hodenschmerz usw. offenbart. Durch Hyperämie oder Anämie können solche Dinge nicht erklärt werden; allenfalls wäre an Gefäßkrämpfe zu denken. Aber wie man es auch erklären wolle, so bleibt die Tatsache bestehen, daß Reizungen, welche mit den Schmerznerven sicherlich nichts zu tun haben, durch Summierung zur Auslösung von Schmerzempfindungen führen. Zieht man in Betracht, daß gleichzeitig auch eine unterschmerzliche Hyperästhesie vorhanden ist, die sich in Parästhesien, erhöhter Reflexerregbarkeit usw. kundgibt und daß alles dies mit starker Irradiation verbunden ist, so wird man geradezu zu der Vorstellung gedrängt werden, daß es sich um einen veränderten Tonus im Rückenmarksgrau handeln müsse, welcher die Folge jener Reizungen ist. Es sind übrigens diese Vorkommnisse hauptsächlich die Folgen einer masturbatorischen Überreizung, was wohl so zu deuten ist, daß es gerade das Mißverhältnis von Reiz und Reizentladung ist, welches zur abnormen Speicherung von Reizrückständen in den spinalen Zellen führt.

Auch bei Neuralgikern zeigen die die Anfälle auslösenden Bedingungen sehr häufig gar keine Ähnlichkeit mit eigentlichen Schmerzreizen. Leichte Abkühlungen, Überanstrengungen körperlicher oder geistiger Art, seelische Erregungen, Mangel an Schlaf u. a. m. rufen Schmerzen bei solchen hyperästhetisch disponierten Personen hervor. Nun können alle diese Einwirkungen nicht unmittelbar die Schmerznerven treffen. Freilich wenn die Schwelle derselben sehr vertieft ist, so können selbst die leichtesten Reize schmerzhaft empfunden werden. Dies ist aber außerhalb der neuralgischen Anfälle gar nicht der Fall. Stellen wir uns vor, daß ein latenter Reizzustand einer gewissen Gruppe von Schmerznerven bestände, welcher nun durch Reize geringfügiger Art zur

Manifestierung gebracht würde, so müßten dies doch immerhin
Reize sein, welche die Schmerznerven oder ihr Zentrum zu erregen imstande sind. Dann müßten sie aber doch eine bezügliche
Empfindung schmerzhafter Qualität schon außerhalb des An-
falles erzeugen!

Während wir bei dieser Betrachtung in eine Sackgasse geraten,
stoßen wir auf ganz klare Verhältnisse, wenn wir annehmen, daß
eine latente Überempfindlichkeit der sensiblen Nerven vorliegt,
deren Schmerzschwelle zugleich vertieft ist.

Man könnte in der Tatsache der Neuralgie eine isolierte Affek-
tion der Schmerznerven erblicken. Aber fast stets ist gleichzeitig
eine unterschmerzliche Hyperästhesie vorhanden, welche sich in
Prickeln und anderen Parästhesien, Spannungs- und Druckempfindungen, ja in Kälte- und Wärmeempfindungen äußert, welche
letzteren keineswegs immer auf vasomotorische Veränderung
zurückgeführt werden können. Bei Ischias erzeugt der Kältereiz
der Luft bei Entblößung des Beines oder die Berührung mit kaltem
Wasser häufig ein Gefühl von Vertaubung oder Prickeln und
„Ameisenlaufen", Empfindungen, welche sich zum Schmerz
steigern können.

XVII. Ergebnisse und Theorie des Schmerzes.

Ich glaube hinreichend sicher nachgewiesen zu haben, daß es
in der Haut außer den spezifischen Drucksinnesnerven noch
Nerven gibt, welche wie die letzteren gegen mechanische Reize
empfindlich sind und eine Empfindung entstehen lassen, welche
der Druckempfindung ähnlich, aber viel weniger sinnlich ausgeprägt ist. Sie erscheint als matte Berührungs- oder Spannungsempfindung, bei punktförmigem Reiz als matte stichartige Empfindung. Auch die tiefer liegenden Gewebe sind mit mechanisch
reizbaren, dumpfe Druck- und Spannungsempfindungen auslösenden Nerven versehen.

Alle diese sowie die spezifischen Drucksinnesnerven, welche in
den Druckpunkten endigen, vermögen bei stärkerer Reizung
Schmerz zu vermitteln. Spezifische Schmerznerven, denen die
Schmerzempfindung als ausschließliche Qualität zukommt, existieren nicht.

Die Sprache verfügt nicht über einen einheitlichen Ausdruck
zur Bezeichnung des Empfindungsinhaltes jener Nerven. Hauch-

artige, Berührungs-, Druck-, Spannungs-, Zug-Empfindung usw. sind Bezeichnungen, welche der äußeren mechanischen Verursachung entnommen sind, aber die Empfindung selbst nicht charakterisieren. Zusammenfassend könnte man wohl sagen, daß die Empfindung diejenige einer in der Haut oder tiefer gefühlten Masse ist. Es wird zur Verständigung am besten taugen, wenn man die in Betracht kommenden sensiblen Eindrücke als „taktile" Empfindungen, die Nerven als „allgemeine Gefühlsnerven" oder, wenn man an diesem Ausdruck wegen der Sonderbedeutung der Bezeichnung „Gefühl" und der sog. „Gefühlsempfindungen" von Stumpf Anstand nimmt, kurz als „sensible Nerven" zu bezeichnen. Sie bilden mit den „Drucksinnesnerven" zusammen den „mechanischen Sinn". Die Qualität der durch letztere ausgelösten Empfindung ist ohne Zweifel der soeben besprochenen nahe verwandt. Die „körnige" Empfindung der Druckpunkte, das „Schwirren" derselben zeichnet sich nur durch einen ausgeprägteren Inhalt vor der indifferenten Empfindung der sensiblen Nerven aus. Man löse aus der oszillatorischen Druckpunktempfindung die Einzelempfindung heraus, — man schwäche die körnige Empfindung bis zur eben wahrnehmbaren ab und man erhält Eindrücke, welche von denjenigen der sensiblen Nerven nicht mehr zu unterscheiden sind. v. Frey spricht selbst von einer matten Berührungsempfindung, welche an den Druckpunkten bei schwächster oder bei indirekter Reizung entsteht. Nun diese Berührungsempfindung kommt eben auch an den sensiblen Nerven zustande und der Beweisführung v. Freys, daß sie stets auf Mitreizung der Druckpunkte beruht, kann ich nicht beipflichten (s. oben)[1].

Die Schmerzempfindung zeigt Übergänge zur taktilen Empfindung. Die schmerzhafte Stichempfindung ähnelt der unterschmerzlichen matten Stichempfindung, die schmerzliche Hauchempfindung der unterschmerzlichen; die drückende, spannende, pressende Empfindung geht bei Reizzunahme allmählich, ohne ihren Charakter zu verändern, in eine schmerzhafte, drückende, spannende usw. über. Es gibt eine schneidende Empfindung ohne und eine solche mit Schmerz, ein Prickeln, ein Bohren ohne und mit

---

[1] Man könnte auch die durch die sensiblen Nerven zugeleiteten schlechthin als Druckempfindungen, die in den Druckpunkten entstehenden „spezifische Druckempfindungen" nennen.

Schmerz. Häufig fällt es uns schwer zu entscheiden, ob eine bezügliche Empfindung bereits als schmerzhaft zu bezeichnen ist oder nicht. Dagegen besteht keine Verwandtschaft der Empfindungsqualität des Schmerzes zu den anderen Sinnesempfindungen, welche wohl unangenehm, aber nicht schmerzhaft werden können.

Schmerz ist aber nicht identisch mit einer unangenehmen Druckempfindung. Die matte unterschmerzliche Stichempfindung und die schmerzhafte Stichempfindung unterscheiden sich nicht etwa nur durch das Hinzutreten eines unlustigen Gefühlstons; auch nicht durch einen bloßen Intensitätsunterschied. Starkes Prickeln, das Gefühl des Abgestorbenseins und ähnliche unterschmerzliche Parästhesien können viel unangenehmer sein als die feine lanzinierende oberflächliche Schmerzempfindung; können sie auch an Intensität der Empfindung übertreffen. Schmerz ist vielmehr eine besondere Qualität der Empfindung, aber innerhalb der Modalität des mechanischen Sinns, der taktilen Empfindungen. Die Schmerzqualität ist dem Empfindungsinhalt der letzteren eng verwandt, so daß es nicht an Übergängen fehlt; sie ist gleichsam nur eine besondere Färbung der taktilen Empfindung. Ich möchte bemerken, daß ich dieses Verhältnis nicht etwa als Beweismoment gegen die Schmerznerventheorie heranziehen möchte (vgl. oben das Argument von Frédéricq S. 62).

Die elementare Schmerzempfindung ist die punktförmige, d. h. stichartige, wie sie durch die punktförmige Reizung entsteht. Die anderen Hautschmerzen entstehen durch Aneinanderreihung und Verschmelzung einzelner punktförmiger, ebenso wie die mannigfachen taktilen Empfindungen (Kriebeln, Prickeln, spannende, drückende, pressende, hauchartige, Schwellungsempfindungen usw.) sich auf gleichzeitig und folgweise ausgelöste, vielfach konfluierende punktuelle Berührungs-, Druck- und matte Stichempfindungen zurückführen lassen. Beim Hinfahren über die Haut mit einem kantigen Gegenstand entsteht eine zunächst unterschmerzliche schneidende Empfindung, welche sehr wohl als aus konfluierenden unterschmerzlichen Stichempfindungen zusammengesetzt angesehen werden kann. Die Neigung, solche Grenzempfindungen als schmerzhaft zu bezeichnen, ist individuell sehr verschieden ausgeprägt. Manche Personen nennen schmerzhaft, was anderen bei gleichen Reizbedingungen und offenbar gleichem Empfindungsinhalte noch unterschmerzlich erscheint.

Eine ganz ähnliche Verwischung der Grenze zwischen Schmerz und Unterschmerzlichem findet sich im Gebiete der Pathologie. Vielfach sind Kopfschmerzen nur ein anhaltender lästiger Kopfdruck usw. (vgl. hierüber unten). Alles dies spricht für die Einheitlichkeit des Nervenapparates bei Verschieblichkeit der Schmerzschwelle.

Von allen taktilen Empfindungen erreicht die punktförmige, die Stichempfindung am schnellsten die Schmerzschwelle. Obwohl die oberflächliche Schicht der Haut von schmerzempfindlichen Nerven durchsetzt ist, löst Druck, Streichen, Kratzen, leichtes und mäßiges Zusammenfalten der Haut keinen Schmerz aus, während ein punktförmiger mechanischer Reiz selbst leichter Art dies zuwege bringt. Der Grund ist darin gelegen, daß bei der so eng umschriebenen Deformation der Druck besonders steil ansteigt und sich nach der Umgebung hin schnell verliert, so daß die getroffene Nervenendigung gegen ihre nächste Umgebung verschoben wird. Die Lockerung des geweblichen Zusammenhanges, welche sich ja bei weiterer Verstärkung des punktförmigen Reizes in der entstehenden Stichverletzung noch deutlicher offenbaren würde, ist es, welche die mechanische Reizung des taktilen Nerven am entschiedensten bis zur Schmerzschwelle emportreibt. Hierbei wird das Stadium der unterschmerzlichen Berührungsempfindung so schnell durchlaufen, daß letztere nur schwer und undeutlich erkannt wird. Zudem ist noch in Betracht zu ziehen, daß die an sich matte und inhaltlich arme Berührungsempfindung ganz besonders dürftig erscheinen muß, wenn sie in punktförmiger Begrenzung, d. h. — wie man annehmen darf — durch die Erregung eines einzigen Nervenendes bedingt auftritt. Ich spreche hier nicht von den Druckpunkten, an welchen die Berührungs- und bei stärkerer Reizung Druckempfindung inhaltlich sehr ausgeprägt ist, sondern von den Stichempfindungen an der druckpunktfreien Haut, insonderheit von den Schmerzpunkten. Es erscheint hiernach verständlich, daß die Stichreize eine sehr matte, oft schwer, ja zuweilen gar nicht erkennbare Berührungsempfindung, dagegen schon bei geringer Reizstärke eine Schmerzempfindung bedingen. Es möge hierbei auch noch in Erwägung gezogen werden, daß eine Steigerung der punktförmigen Berührungsempfindung ebendeshalb unmöglich ist, weil die Art der Reizung alsbald den Schmerz an ihre Stelle treten läßt.

Daß der mechanische punktförmige Reiz schon bei geringer Intensität schmerzhaft wird, erscheint in teleologischer Auffassung verständlich, da punktförmige, d. h. Stichreize besonders geeignet sind, den Zusammenhang des Gewebes zu lockern und verletzende Wirkungen auszuüben. Wir würden die besondere Schmerzhaftigkeit der Stichreize somit als einen Ausdruck der Anpassung der Schmerzempfindung aufzufassen haben, welche so eingerichtet ist, daß schon die Drohung einer Verletzung Schmerz auslöst. Denn der stechende Schmerz tritt nicht erst dann auf, wenn die Haut durchbohrt wird, sondern bereits, sobald ein minimaler das Nervenende gegen die Umgebung verschiebender Druck ausgeübt wird. Es gibt viel stärkere Deformationen der Haut (breiterer Eindruck, Pressung, Faltung), welche keinen Schmerz auslösen, während Deformationen, die eine Bedrohung des Zusammenhanges des Gewebes enthalten (Stechen, Schneiden), selbst wenn sie minimal sind, Schmerz auslösen. Wir gelangen durch diese Betrachtung zu einer tiefer eindringenden Auffassung über das Wesen der mechanischen Schmerzreize. Dieselben unterscheiden sich nicht bloß durch ihre Intensität, sondern auch durch ihre Art von den nichtschmerzhaften Reizen. Es sind aber nicht Reize, welche das Gewebe zerstören, wie v. Tschisch[1]) und andere Autoren[2]) ausgesprochen haben, sondern solche, welche bei weiterer Steigerung alsbald schädigende und zerstörende Wirkungen ausüben würden, welche also das Gewebe bedrohen. Die Schmerzempfindung ist an die Gefahr angepaßt und erscheint hierdurch als Warner und Wächter des Organismus. Auch thermische Reizungen erzeugen schon, ehe sie eigentlich schädigend wirken, vielmehr nur den Bestand des Gewebes bedrohen, Schmerz. Der Schmerz hat daher eine dauerfördernde, den Organismus erhaltende Bedeutung. Sollte es sensible Nerven irgendwo geben, welche nach ihrer Lage überhaupt nur dann erregt werden können, wenn sie von bedrohlichen Reizen getroffen werden, so würde von solchen Nerven lediglich ihre schmerzhafte Reaktion bekannt werden. Es würde dies aber nicht beweisen, daß sie nur einer solchen fähig wären; es fehlte nur die Gelegenheit, sie so zu reizen, daß sie mit ihrer unterschmerzlichen Empfindung antworten.

---

[1]) Ztschr. f. Psychol. u. Physiol. der Sinne Bd. 26.

[2]) Griesinger erblickte das Wesen des Schmerzes in einer „Störung der Organisation" der Nerven, Vgl. übrigens oben S. 65.

Die dauerfördernde „zweckmäßige" Bedeutung des Schmerzes habe ich in meiner Schrift „Über den Schmerz" in folgender Weise hervorgehoben (S. 65). „Der Schmerz tritt als Warner auf, wenn wir uns unter schädlichen Lebensbedingungen befinden (z. B. Kopfschmerz beim Aufenthalt in ungesunden Räumen), deren weiteres Einwirken zu schweren Gesundheitsstörungen führen würde. Der Schmerz stellt sich vor oder bei dem Ausbruch von Krankheiten ein und mahnt den Menschen daran, daß sein Körper sich in krankhafter Verfassung befindet und der Pflege bedarf." „Der symptomatische Organschmerz, welcher von dem erkrankten Körperteil ausgeht, fordert den Kranken gebieterisch auf, das erkrankte Organ zu schonen. Der Schmerz ist der mächtigste Helfer des Arztes: seinen Weisungen folgt der Kranke in blindem Gehorsam." „Durch den Schmerz gebietet die Natur auch dem Lebhaftesten Ruhe, zwingt dem Tätigsten Schonung auf, nötigt den Eigensinnigsten zur Fügung unter die dem erkrankten Körper angemessenen Lebensbedingungen." Auch Bier weist auf die Schmerzhaftigkeit als Schutzvorrichtung hin[1]).

Der Schmerz beruht auch nicht, wie vermutet worden ist, darauf, daß die Nervenfaser selbst vom Reiz getroffen wird; vielmehr sind die Nervenendigungen bzw. ihre Endorgane fähig Schmerz auszulösen.

Der elektrische als allgemeiner Nervenreiz läßt lediglich das Verhältnis der Reizstärke erkennen. Das allmähliche Anwachsen der unterschmerzlichen zur Schmerzempfindung wird bei seiner Anwendung besonders deutlich.

Der Hautschmerz entspricht somit einem höheren Grade der mechanischen Reizung der auf eine solche eingestellten d. h. taktilen Nerven. Dabei ist eine Einrichtung getroffen derart, daß die Schmerzschwelle besonders schnell erreicht wird, wenn die mechanischen Reize die Kontinuität des Gewebes bedrohen. Die elementare Form des Hautschmerzes ist der punktförmige, feine, oberflächliche Stichschmerz, welcher dem unter die genannte Kategorie fallenden punktförmigen mechanischen Reiz, dem Stichreiz, entspricht.

Hierdurch wird es verständlich, daß wir, obwohl die oberflächliche Hautschicht gegen leichteste Reize von einer bestimmten

---

[1]) Die Entstehung des Kollateralkreislaufes. Teil II. Virchows Archiv 1898. Bd. 53. S. 458 ff.

Art so schmerzempfindlich ist, bei den die Haut im alltäglichen Gebrauch treffenden Reizen keine Spur von Schmerz verspüren!

Es ist schließlich die Frage zu erörtern, ob sich die Vorstellung, daß der gleiche Nervenapparat unterschmerzliche und schmerzliche Empfindungen aufkommen läßt, mit der Lehre von der spezifischen Energie der Sinnessubstanzen verträgt.

Die Lehre von den spezifischen Energien ist durch den Nachweis getrennter Kälte- und Wärmenerven auf das glänzendste bestätigt worden. Wenn auch manches dafür zu sprechen scheint, daß der Leitungsvorgang in den peripherischen Nerven nicht ganz gleichartig ist (Grützner, s. Näheres in dem Artikel von Boruttau in Eulenburgs Real-Enzyklopädie, Bd. 31), so erklärt sich damit noch nicht eine funktionelle Verschiedenheit der leitenden Nerven in dem Sinne, daß man die Art der Empfindung in irgendeine Beziehung zur Art des Leitungsvorganges setzen dürfte. Hiergegen sprechen schon mit absoluter Beweiskraft die Verheilungen verschiedener Nervenarten miteinander.

Auch der (z. B. von Wundt erhobene) Einwand, daß die Lehre von den spezifischen Sinnesenergien mit der Entwicklungslehre sich nicht vereinigen lasse, kann nicht anerkannt werden[1]). Die gesamte Lokalisationslehre des Gehirns, welche doch diejenige der spezifischen Energie der Sinnessubstanzen in sich faßt, wäre hiernach entwicklungsgeschichtlich unmöglich.

Es ist sicher, daß der Schmerz nicht mit der Steigerung irgendeiner Sinnesempfindung außer der taktilen identisch ist. Eine optische, akustische usw. Empfindung kann wohl unangenehm, aber nie als solche schmerzhaft werden. Wo dies so scheint, handelt es sich stets um gleichzeitige Reizung von „Gefühlsnerven", wie schon der Begründer der Lehre von den spezifischen Sinnesenergien J. Müller betont hat[2]). Innerhalb der Gefühlsnerven für die Qualität Schmerz einen besonderen Nervenapparat anzunehmen, fordert die Lehre aber keineswegs. Auch die Vorstellung, daß die zentralen Endapparate der sensiblen Nerven zugleich Träger der Schmerzempfindung sind, steht nicht im Widerspruch zur Müllerschen Lehre, da die Schmerzqualität eine enge Ver-

---

[1]) Vgl. hierüber die Ausführungen von Asher, Ztschr. f. Sinnesphysiol. Bd. 41. 1907.

[2]) Vgl. hierüber auch Spieß in R. Wagners Handwörterbuch der Physiologie.

wandtschaft zur Qualität der durch die Gefühlsnerven vermittelten unterschmerzlichen Empfindungen erkennen läßt (s. oben). Jedoch hindert uns nichts, auch eigene schmerzempfindende Zellen anzunehmen. Dieselben würden dann nicht als zu einem kompakten Schmerzzentrum zusammengefaßt, sondern verstreut unter den Zellen der taktilen Empfindung liegend zu denken sein. Die Abspaltung der zu den Schmerzzellen führenden Wege könnte sehr wohl erst im Gehirnzentrum selbst erfolgen; vielleicht werden dieselben erst erreicht, nachdem die Erregung die taktilen Empfindungszellen passiert hat (vgl. Ziehens Vorstellung).

Aber auch das Vorhandensein solcher spezifischen Empfindungszellen würde es nicht rechtfertigen, von einem „Schmerzsinn" zu sprechen; ein solcher müßte vielmehr mit einem von der Peripherie bis zum Zentrum gesonderten Nervenapparat ausgestattet sein. Die Schmerzempfindung ist nicht eine der Gesichts-, Gehörs- usw. Empfindung gleichwertige, sondern eine Qualität innerhalb der Gruppe von Sinnesempfindungen, welche durch den auf mechanische Reize eingestellten sensiblen Nervenapparat vermittelt werden.

Übrigens scheint der Annahme eines Schmerzzentrums wenig günstig zu sein die oben berührte Erfahrung, daß die Abgrenzung schmerzhafter und unterschmerzlicher Empfindungen von individuellen Momenten und zeitlichen Dispositionen des gleichen Individuums abhängt. Wenn es ein Schmerzzentrum gäbe, so wäre die Sache ganz einfach so, daß eine Erregung der zu demselben gehörigen Nervenzellen unter allen Umständen eine Schmerzempfindung erzeugen müßte und eine Erregung, welche das Zentrum nicht beteiligt, unter allen Umständen eine schmerzfreie Empfindung.

Wenn nach der v. Freyschen Theorie ein eigener Nervenapparat für Empfindungen mit unangenehmer Gefühlsbetonung existiert, so taucht die Frage auf, ob ein gleiches für lustgefühlsbetonte Empfindungen gilt. v. Frey bemüht sich nachzuweisen, daß eine solche Erwartung unbegründet sei, da die Lust in der Aufhebung des Schmerzes bestehe[1]). Seiner Beweisführung vermag ich jedoch nicht zu folgen. Wenn sich auch eine Anzahl von Beispielen dafür erbringen läßt, daß das Verschwinden einer

---

[1]) Die Gefühle usw. Leipzig 1894.

unangenehmen Empfindung uns mit Lust erfüllt, so gilt dies doch
nicht durchweg. Unstreitig gibt es zahlreiche Empfindungen,
welche durch ihren Empfindungsinhalt an sich lustbetont sind.
Auch die von v. Frey in diesem Zusammenhange mit Recht heran-
gezogene Tatsache, daß durch Kombination und Mischung verschiedenartiger Empfindungen neue Qualitäten von solchen in
Erscheinung treten können, vermag eine Ableitung des Lust-
gefühlstones nicht zu geben. Wenn er sagt, daß die Gefühle des
Juckens und Kitzels sich in eine Summe verschiedenartiger Empfindungen auflösen lassen dürften, so bleibt er den Beweis hierfür schuldig. Die konsequente Forderung eines Nervenapparates
für Lustgefühlsempfindungen in Analogie zum Schmerznerven-
apparat läßt sich mit solchen Ausführungen nicht ohne weiteres
abtun. Was Kitzel und Jucken betrifft, so habe ich ausgeführt[1]),
daß beide an die oberflächlichste Nervenschicht der Haut gebunden
sind und regionär durchaus mit der feinen (oberflächlichen)
Schmerzempfindlichkeit Hand in Hand gehen. Wo diese am
meisten ausgesprochen ist, da ist es auch der Kitzel. Beide werden
durch Hemmungseinflüsse leicht und in gleicher Weise betroffen.
Es ist kein Grund für die Annahme vorhanden, daß der Kitzel
auf der Mischung anderer Empfindungen beruht. Er kommt bei
der einfachsten Form der Reizung, der punktförmigen, zustande
und wie der Flachschmerz besonders bei flacher Hautreizung.
Er irradiiert wie die Berührungs- und Schmerzempfindung und
findet sich sowohl erst-, wie zweitphasisch, auch drittphasisch und
als Nachempfindung. Man könnte mit demselben Recht wie
spezifische Schmerznervenfasern auch spezifische Kitzel- bzw.
Juckleitungswege fordern! Meines Erachtens jedoch kommt der
Kitzel durch leichteste Reizung derjenigen Nerven zustande,
welche bei etwas stärkerer Erregung Schmerzempfindung entstehen lassen, das Jucken auf dieselbe Weise, aber im Zustande
erhöhter Schmerzempfindlichkeit. Auch bei schwächster Faradi-
sation der Nerven kommt es zum Kitzel[2]).

Wenn man eine Hautstelle, welche bei leichtester Berührung
mit intensivem Kitzel reagiert, wie z. B. Kinn, Lippe, Augengegend
usw., mit etwas stärkerem Druck berührt, so tritt der Kitzel nicht

---

[1]) Weitere Mitteilungen usw. Arch. f. d. ges. Physiol. Bd. 168.

[2]) Meine Ausführungen betreffen lediglich den oberflächlichen oder
Hautkitzel. Es gibt außerdem noch einen Tiefenkitzel.

auf oder er verschwindet sofort. Es muß somit hierdurch entweder die peripherische Reizbedingung, welcher er sein Entstehen verdankt, verhindert oder durch hemmende Einflüsse in den Leitungsbahnen oder im Zentrum sein Auftreten unterdrückt werden. Auch dies spricht dafür, daß der Kitzel nicht einem spezifischen Nervenapparat eignet, sondern der leichtesten Erregung der Gefühlsnerven entspricht. Es ist aber sehr bemerkenswert, daß eine so minimale und so leicht zu hemmende Reizung eine zwar nicht intensive, aber qualitativ so überaus mächtige, die Aufmerksamkeit fesselnde, unwiderstehliche, stark irradiierende und lange anhaltende Empfindung auslöst. In keinem Sinnesorgan findet sich etwas Ähnliches. In teleologischer Auffassung würde die Erscheinung so zu deuten sein, daß schwächste Reize der Haut der Aufmerksamkeit entgehen würden, wenn sie nicht durch eine besonders auffällige Empfindungsqualität ausgezeichnet wären; dies ist aber um so wichtiger, als sie häufig auf ursächlichen Vorgängen beruhen, welche dem Organismus bzw. der Haut Schaden zufügen können (Insekten, Fremdkörper usw.).

Entwicklungsmäßig angesehen ist die dauerfördernde Aufgabe der Anpassung an schwächste Reize durch den auffälligen Empfindungsinhalt erfüllt worden.

Ich stimme somit, ohne seine Ansicht über Zustandekommen von Kitzel und Jucken zu teilen, v. Frey darin zu, daß ein spezifischer Nervenapparat für diese Empfindungsqualitäten nicht anzunehmen ist. Vielmehr werden dieselben meines Erachtens — und ich hoffe dies ausreichend begründet zu haben — durch den gleichen Nervenapparat wie die Schmerzempfindung und die Berührungs- und Druckempfindung vermittelt.

Auch diese Annahme verstößt nicht gegen die Müllersche Lehre in ihrer ursprünglichen Form. Denn diese besagt nichts darüber, ob einem Sinnesnerven eine einzige Empfindung zukommt oder mehrere. So schrieb J. Müller noch die Wärme- und Tastempfindungen einem einheitlichen Nerven zu. Nach der Heringschen Farbenlehre kommt jeder Sehnervenfaser eine doppelte Empfindung zu. Freilich haben die Erfahrungen mehr und mehr zu der von Helmholtz gegebenen Fortentwicklung der Müllerschen Lehre gedrängt, daß jeder Nervenfaser bzw. jeder zentralen Empfindungszelle nur eine einzige bestimmte Empfindung zuzuschreiben sei. Aber der Kernpunkt der Lehre von den spezifischen Energien wird hierdurch nicht betroffen, welcher darin besteht, daß die Sinnesempfindung nicht ist die Leitung einer Qualität oder eines Zustandes der äußeren Körper zum Bewußtsein, sondern die Zuleitung einer Qualität, eines Zustandes eines Sinnesnerven, veranlaßt durch eine äußere Ursache.

Es wäre denkbar, daß der zentrale Erregungszustand je nach der Stärke des auslösenden Reizes sich in verschiedenen Formen abspielt, welchen Verschiedenheiten des Empfindungsinhaltes entsprechen, und zwar so, daß dieselben einem einheitlichen Qualitätskreise angehören.

So ist vielleicht die Kitzelempfindung mit der elementaren Berührungsempfindung fest verknüpft, so daß die eben merkliche Reizung einer die taktile Empfindung leitenden Nervenfaser eine mit Kitzel gemischte Berührungsempfindung erzeugt, wobei die Qualität „Kitzel" eben angedeutet wäre. Bei der gleichzeitigen Reizung einer Mehrheit von Fasern — und um eine solche handelt es sich ja nahezu stets — bzw. bei der länger andauernden Reizung summieren sich die elementaren Kitzelempfindungen. Kitzel würde somit einen wesentlichen und ursprünglichen Bestandteil des Empfindungsinhaltes der taktilen Empfindung, insonderheit der in der oberflächlichen Hautschicht zustande kommenden, bilden. Die Kitzelempfindung hat eine hohe Erregbarkeit der taktilen Nerven zur Voraussetzung. Wird letztere durch hemmende Reize (Druck, Reiben usw.) herabgesetzt, so tritt der von der Kitzelempfindung befreite Empfindungsinhalt des taktilen Systems reiner hervor. Die zum Kitzel erforderliche hohe Erregbarkeit ist so labil, daß die bei den täglichen Verrichtungen und Reizeinwirkungen vorkommenden Drucke ihn meist hemmen.

Der Kitzel ist wie der Schmerz durch starke Irradiationen ausgezeichnet, daher auch durch ausgebreitete Reflexwirkung. Diese mit der Schwäche des Reizes in einem gewissen Gegensatz stehende Folgeerscheinung weist darauf hin, daß der Kitzelempfindung eine besonders intensive Erregungsfähigkeit der Nerven zugrunde liegen muß. Die Qualität der Kitzelempfindung kann man jedoch von der Irradiation und Reflexauslösung nicht ableiten, da jene auch ganz eng umschrieben sein kann.

Auch die Juckempfindung muß den taktilen Nerven zugeschrieben werden; sie ist stets an den Zustand der Hyperalgesie geknüpft. Wie der Kitzel durch die leichteste Erregung der ober-

flächlichen Nervenschicht erzeugt wird, so wird es das Jucken
durch die leichteste oder leichte Erregung derselben Nerven in dem
Zustande erhöhter Schmerzempfindlichkeit.

Die oben ausgesprochene Vermutung, daß für die Qualität
der Empfindung auch die Art des Erregungszustandes bestimmend
sein könne, wird bezüglich der Schmerzempfindung durch folgende
Erwägung gestützt. Wie ich gezeigt habe, tritt der Schmerz im
wesentlichen als zweite Empfindungsphase auf. Letztere beruht
nun auf einer durch den Reiz bedingten Erregbarkeitssteigerung
der Nervenzelle. Ich habe gefunden, daß ein mechanischer
Hautreiz sofort eine Hyperästhesie an der getroffenen Stelle und
seiner Umgebung hinterläßt (übrigens auch ein elektrischer Reiz).
Es wurden unmittelbar nach Applikation eines leichten punktförmigen taktilen Reizes Berührungen des gereizten Punktes und
seiner Umgebung mittels feinster Borsthaare vorgenommen. Dabei zeigte sich, daß Reizhaare, welche sonst an der betreffenden
Stelle unmerklich waren, nunmehr feine, stechende oder prickelnde
Empfindungen erzeugten.[1]) Leichte flach ausgeführte Stichreize
erzeugen gleichfalls sofortige Hyperästhesie am Reizpunkt und
seiner nächsten Umgebung. Es besteht also eine wirkliche Hyperästhesie und zwar nicht bloß am Reizpunkt, sondern auch eine
irradiierende objektiv nachweisbare Hyperästhesie.

Sie bleibt jedoch am Reizpunkte länger bestehen als im Irra-
diationsgebiet. Die Hyperästhesie läuft den subjektiven Empfindungen der zweiten und dritten Phase usw. parallel. Am ein-
deutigsten tritt dies bei minimalen flachen Reizen hervor, wo in
der Ausdehnung der fein schmerzhaften, hauchenden oder fein
prickelnden Empfindung objektive Hyperästhesie besteht, welche
sich sowohl durch verstärkte Empfindung auf Reize wie durch
Erniedrigung der Schwellenwerte (bei Prüfung mittels untermerk-
licher Reizhaare) als reine Hyperästhesie kundgibt. Neben der
Hyperästhesie kann auch eine Hypästhesie auftreten, so daß
komplizierte Verhältnisse entstehen, auf welche näher einzugehen
hier nicht der Ort ist (s. Näheres in meiner zitierten Arbeit). Im
ganzen lassen die von mir vielfältig modifizierten Beobachtungen
erkennen, daß durch den taktilen Reiz eine zentrale Erregbarkeits-
veränderung ausgelöst wird; und zwar kommt es in der Nervenzelle, welche dem Reizpunkt der Haut entspricht, zunächst zu

---

[1]) Weitere Mitteilungen usw.

einer Übererregbarkeit, welche auf benachbarte Zellen und zwar vorwiegend nach dem proximalen Teile des spinalen Feldes hin abfließt, und zugleich zu Hemmungen, welche sich wahrscheinlich auf zuleitende Fasern erstrecken.

Die Erregbarkeitssteigerung ist ohne Zweifel an den assimilatorischen Vorgang geknüpft, welcher der durch den Reiz bedingten Dissimilation folgt. Bei diesem Wiederaufbau wird, wie es scheint, nicht bloß das zersetzte Material ersetzt, sondern die entladungsfähige Substanz so wiederhergestellt, daß sie gegenüber Reizen von gleicher Art leichter zersetzlich ist als vorher. Ich habe diesen Vorgang als „kumulative Assimilation" bezeichnet[1]); er ist nicht auf die Nervenzellen beschränkt, sondern betrifft alle einer aktiven Reaktion fähigen Zellen. Auf ihr beruht auch die Antitoxinbildung. Die Entladungen, welche einer übermäßigen Reizspeicherung vorbeugen, haben wahrscheinlich eine regulatorische Bedeutung. Desgleichen die Irradiation, bei welcher eine Abgleichung der Reizspeicherung durch Verteilung auf benachbarte Nervenbahnen stattfindet. Auch die schmerzhafte Entladung steht im Dienste der Selbsterhaltung.

Die Schmerzempfindung verdankt somit ihre Entstehung einem durch den Reiz gesteigerten Erregbarkeitszustande; sie ist im Gegensatz zu anderen Empfindungen nicht der einfache Ausdruck einer Erregung durch einen peripherischen Reiz, sondern setzt einen gegen den physiologischen Zustand gesteigerten Tonus der sensiblen Nervenzelle voraus. Man könnte sie als eine bedingte oder mittelbare Empfindung bezeichnen.

Es scheint dem nun zu widersprechen, daß bei stärkerem Reiz auch primär, erstphasisch Schmerz auftreten kann. Aber wahrscheinlich wird hierbei die Nervenzelle nur viel schneller, sofort, nicht erst auf dem Wege der Summation in den gesteigerten Erregungszustand überführt. Hierfür spricht, daß bei erstphasischer Schmerzempfindung die zweite Empfindungsphase nicht wie bei schwächeren Reizen die erste Phase an Intensität übertrifft, sondern schwächer ist als diese[2]). Auch findet sich bei den stärke-

---

[1]) Vgl. meine näheren Ausführungen hierüber in: „Über die krankhaften Überempfindlichkeit und ihre Behandlung" G. Thieme, Leipzig.

[2]) Daß auch hierbei eine zweite Phase auftritt, beweist, daß auch die primäre Schmerzentladung die Nervenzelle nicht dissimilatorisch erschöpft, sondern eine Reizspeicherung zuläßt.

ren Reizen eine stärker ausgeprägte objektive Hyperalgesie (mit entsprechend gesteigerter Hemmungs-Hypästhesie).

In diese Vorstellung, daß der Schmerz sozusagen erst das Erzeugnis eines künstlich veränderten Bodens ist, ordnet sich die Erfahrung ein, daß bei bereits vorhandener Erregbarkeitserhöhung Reize eine Höhe des Schmerzes auslösen, wie sie unter natürlichen Erregbarkeitsverhältnissen selbst viel stärkere Reize nicht zu erzeugen vermögen. Wenn man mittels der Hautklemme ein hyperalgetisches Feld herstellt und nun taktile Reize einwirken läßt, so macht man die Wahrnehmung, daß die primäre noch durchaus unterschmerzliche Empfindung zweitphasisch von einem oft ganz außerordentlichen Schmerz gefolgt sein kann. Bei einer schmerzhaften Entzündung z. B. einem Panaritium kann eine leise Berührung einen Schmerz auslösen, wie er an der gesunden Haut selbst durch sehr starke Reize nicht erzielbar ist. Hierher gehört auch die bekannte und oben besprochene Beobachtung, daß bei Entzündung der Eingeweide eine äußerst heftige Schmerzreaktion auf Reize, die sonst unmerklich sind, auftritt.

Macht man sich diese durch die Tatsachen wie ich meine wohl zu begründende Vorstellung zu eigen, so wird man die Schwierigkeit, den Schmerz von demselben Nervenapparat abzuleiten, welcher die taktilen Empfindungen vermittelt, geringer finden und diesen Tatbestand auch leichter mit der Lehre von den spezifischen Energien ins Einvernehmen zu setzen vermögen. In der Johannes Müllerschen Ausdrucksweise wäre der Schmerz dann nicht bloß die Zuleitung einer Qualität der Nervensubstanz zum Bewußtsein, sondern die Zuleitung einer veränderten Qualität d. h. eines erhöhten Tonus der Nervensubstanz zum Bewußtsein. Vielleicht ist die Lehre von den spezifischen Energien dahin zu erweitern, daß gewisse Färbungen der Empfindungsqualität durch die „Stimmung" der zentralen Nervenzellen bedingt werden.

Die Empfindung entspricht der Reaktion der sensiblen Nervenzellen auf einen zugeführten Reiz, welche einen besonderen Fall der allen Zellen eignen Reizbarkeit darstellt. Wie jede Zelle in ihrer spezifischen Energie reagiert, so ist auch die Empfindung eine Lebensäußerung des Organismus. Nicht der Reiz, sondern der Organismus bzw. sein in Betracht kommender Anteil bestimmt die Empfindung. Es verhält sich dies ähnlich wie bei der Reaktion auf Giftstoffe, artfremdes Eiweiß, Krankheitserreger usw. Wo keine Giftempfindlichkeit besteht, tritt keine Vergiftungsreaktion ein; wo Überempfindlichkeit vorhanden ist, zeigt sich eine verstärkte Reaktion. Auch die Intensität der Empfindung hängt nicht allein von der Reizstärke, sondern von der Empfindlichkeit ab. Die experimentell oder pathologisch verursachte Hyperalgesie ist eine Anaphylaxie im Empfindungsgebiet. Der stärkste Schmerzreiz löst unter physiologischen Verhältnissen nicht jene Schmerzintensität aus, wie es bei pathologischer Hyperalgesie ein viel geringerer Reiz vermag. Das Schmerzerlebnis des Kranken kennt der Gesunde nicht. Aber auch unter physiologischen Bedingungen ist der Schmerz die Äußerung des Organismus (d. h. seines in Betracht kommenden Anteils) auf Grund einer über das normale Maß gesteigerten Empfindlichkeit. Er verdankt seine Entstehung einem bereits veränderten Zustande der Reaktionsfähigkeit, er ist sozusagen ein Mittelding zwischen physiologischer und pathologischer Reaktion. Nicht jede Reaktion der übererregbaren sensiblen Nervenzelle führt zum Schmerz, denn die zweite Phase kann ebensowohl schmerzhaft wie unterschmerzlich sein; es ist vielmehr eine gewisse Höhe der Übererregbarkeit zur Schmerzempfindung erforderlich.

Das Verhältnis der Schmerzempfinduug zur Unlust ist in den vorstehender Erörterungen nur wenig berührt worden (vgl. S. 79, 84 f.), da es mir in der Hauptsache auf die rein physiologische Frage der Schmerzempfindung ankam. Bemerkenswert sind in dieser Hinsicht die Ausführungen von Becher (Archiv f. d. ges. Psychol. Bd. 34) über die Unverhältnismäßigkeit der Unlust zu den Verschiedenheiten der Art und Stärke der Schmerzempfindung.

Ich glaube behaupten zu dürfen, daß es eine überwältigende Fülle von Tatsachen ist, welche uns zwingt, die unbefriedigende Theorie der spezifischen Schmerznerven abzulehnen und gebe mich der Hoffnung hin, den wahren Weg zur Lösung des Schmerzproblems gezeigt zu haben.